Mirela Miranda Nobre

Laços de Mel

Literare Books
INTERNATIONAL
BRASIL · EUROPA · USA · JAPÃO

Copyright© 2021 by Literare Books International.
Todos os direitos desta edição são reservados à Literare Books International.

Presidente:
Mauricio Sita

Vice-presidente:
Alessandra Ksenhuck

Projeto gráfico, capa e diagramação:
Gabriel Uchima

Preparação e revisão:
Ivani Rezende

Diretora de projetos:
Gleide Santos

Diretora executiva:
Julyana Rosa

Diretor de marketing:
Horacio Corral

Relacionamento com o cliente:
Claudia Pires

Impressão:
Impressul

Dados Internacionais de Catalogação na Publicação (CIP)
(eDOC BRASIL, Belo Horizonte/MG)

N754l Nobre, Mirela Miranda.
 Laços de Mel / Mirela Miranda Nobre. – São Paulo, SP: Literare Books International, 2021.
 14 x 21 cm

 ISBN 978-65-5922-017-5

 1. Literatura de não-ficção. 2. Superação. 3. Paralisia cerebral. I. Título.
CDD 158.2

Elaborado por Maurício Amormino Júnior – CRB6/2422

Literare Books International Ltda.
Rua Antônio Augusto Covello, 472 – Vila Mariana – São Paulo, SP.
CEP 01550-060
Fone: (0**11) 2659-0968
site: www.literarebooks.com.br
e-mail: contato@literarebooks.com.br

À minha doce Mel,
meu presente, minha professora de vida que,
em sua breve passagem, descortinou um
novo mundo à minha frente.

Dedicatória

Dedico este livro a todas as mães de anjos que, assim como eu, sentiram a dor mais profunda que um ser humano é capaz de sentir.

Estendo a dedicatória a todos que tiveram o prazer de conhecer a história de Mel e que, de alguma forma, se conectam comigo.

Agradecimentos

Agradeço a Deus primeiramente, pois Ele tem me sustentado ao longo dos anos nas duras batalhas que enfrentei e me segurou no colo quando devolvi Mel aos céus.

Agradeço à Maria Carolina Oliveira, que chamo carinhosamente de "Assessora Top das Galáxias", pois sem ela este livro não sairia. Ela criou o *blog* comigo, me apoiou, estimulou que escrevesse e arquivasse material para o livro.

Principalmente, agradeço à Melzinha, por ter me escolhido como mãe nesta encarnação, por ter me ensinado tanta coisa e ter trazido para perto de mim as melhores pessoas que um ser humano poderia conhecer.

Gratidão me define.

Prefácio: elos de significado

Você conheceu a Mel? Caso diga que sim, terá uma grande chance de reviver algumas das passagens cativantes dessa menina tão especial pelas alamedas mais iluminadas de nossos dias neste mundão. Se porventura ainda não a encontrou, eis agora a oportunidade de se comover com o seu carisma.

Mas este livro não é apenas sobre Mel – embora ela por si só fosse e seja capaz de alimentar tratados e tratados na tentativa de exprimir em palavras a grandiosidade de algo que extrapola qualquer código mais racional de comunicação.

Ele versa, por exemplo, sobre os costumes de uma família típica do Nordeste brasileiro, abordando de maneira envolvente o jeito com que seus integrantes são solidários entre si. E, de certa forma, encaram com bom humor os problemas que têm de enfrentar, fazendo da união o ponto de inflexão entre os dramas vivenciados e determinada leveza existencial na busca por soluções.

Mostra ainda a firmeza de caráter e de fé dessas pessoas. Que inclusive se valem das crenças e valores em comum para fortalecer ainda mais seus elos, retroalimentando modos de vida – e as próprias vidas – que sucumbiriam à voracidade dos acontecimentos caso entregues às fáceis armadilhas do egoísmo.

"Laços de Mel" é também um documento importantíssimo sobre o cotidiano hospitalar. A narrativa fluente de Mirela tem o poder de nos colocar no lugar por muitos tão temido ambiente de uma UTI sob um viés muito mais humanizado.

O olhar dessa mãe guerreira não se restringe à maquinação fria de equipamentos e procedimentos necessários para a sobrevivência dos pacientes; ele perpassa o que há de mais íntimo nos protagonistas que alimentam toda a estrutura do lugar – funcionários, parentes, outras mães, uma rotina que se desenha para tornar menos árduas as missões que ali se empreendem. Nesse sentido, a autora nos surpreende ao quebrar convicções; chega a afirmar que gostava da UTI porque ali sua filha estava mais segura, mais bem-cuidada.

E, dessa maneira, o livro também é sobre a própria Mirela. Seus enfrentamentos, dúvidas, temores e as bases de sustentação que buscou para lidar com todos eles. Nesse aspecto, o relato é impregnado do que poderíamos chamar de um didatismo afetivo: a autora é cristalina na análise das situações, sem abrir mão da entrega emocional na exposição de fatos e percepções.

Ao revelar aspectos cruciais da própria intimidade no desenrolar da saga, Mirela abre caminho, em paralelo, para reflexões universais sobre a maternidade, ou, em particular, o ser mãe de uma criança com Down. É como se convocasse outras mães para uma conversa olho no olho a respeito de superação e entrega.

Nesse contexto de proximidade, passamos a conhecer melhor também o "núcleo duro" familiar da autora – o filho mais velho, Cadu, e o marido, Cristiano. Mirela tem a capacidade de nos deixar à vontade entre os seus, como se acolhimento e empatia fossem tendências naturais, quase instintivas.

Passeamos pelo livro como se ela se sentasse conosco para um longo café da tarde e nos dissesse: "Deixa eu contar pra vocês sobre a Mel". E então encadeasse muitos dedos de uma prosa deliciosa e por vezes substancialmente tocante – como quando nos deparamos com uma das cenas mais dolorosamente poéticas da realidade (pense em algo com a nobreza e a sacralidade da Pietà de Michelangelo); uma celebração da vida mesmo quando fala de morte e de luto, uma vez que toda a jornada descrita se afigura impregnada de esperança.

E voltamos a Mel. Porque ela é a razão de ser e o agente transformador desta história. Se você a conheceu, certamente aprendeu a ouvi-la, mesmo sem palavras. Caso não a tenha conhecido, entenderá, através de sua mãe, o poder de comunicação dessa criança que ensinou tanta coisa a tanta gente por meio de codificações quase intangíveis.

Chegamos então aos laços do título e à sua simbologia. Os pequenos ornamentos para o cabelo de Melissa com os quais Mirela a presenteou ao longo dos anos foram reunidos em um quadro, uma obra de marcenaria que é apresentada em um dos capítulos do livro.

Em contrapartida, Mel também edificou, em sua plenitude de artesã do imensurável, laços de outra natureza. Confluências que seriam impensáveis sem o dom agregador dessa criança, e é graças a ela que estamos reunidos aqui – eu, você, Mirela e sua família, médicos, enfermeiros, terapeutas, fonoaudiólogos, amigos e todos aqueles que, em alguma medida, cruzaram o caminho da pequenina.

Assim, "Laços de Mel" é um livro sobre solidariedade. Sobre compaixão. Sobre amor. Ou, nas palavras da autora, sobre a "loucura deliciosa da vida humana". Afinal, conhecer a Mel é aprofundar-se nas complexidades e simplicidades do próprio ato de viver, em toda a sua magnitude.

Segue um poema que escrevi por ocasião da passagem de Melissa:

Quietude

Às vezes o silêncio é a melhor testemunha
das cores que dançam na retina
e ao redor da suposta aura dos outros
que no fim entendem tão pouco
quando qualquer coisa foge de sua racionalidade fria.

Às vezes o silêncio é o melhor companheiro.
Quando não há mesmo muito a dizer
Entre lembranças e braços vazios
Que parecem ter perdido a função.
Às vezes o silêncio é a melhor resposta.

para tantas perguntas sobre problemas sem solução
e apenas nos resta sentir qualquer coisa que
nos mantenha acordados enquanto a noite não vem.

Às vezes o silêncio é apenas o silêncio.
Com a doçura que em algum momento podemos
encontrar em tudo o que nos faça sentido
e talvez seja ela o único ruído que quebra
o tempo e percorre
o infinito.

Edson Valente,
jornalista e escritor

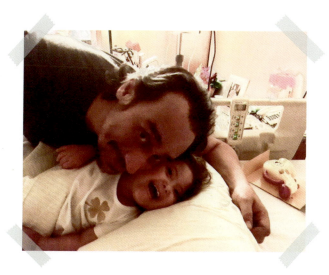

Sumário

Carta de uma mãe: homenagem à Mel 19

A história de Mel 23

Os primeiros meses 35

O primeiro ano 49

O segundo ano 55

O terceiro ano 61

O quarto ano 67

O quinto ano 77

Os laços de Mel 105

Palavras de uma mãe 113

Palavras de uma mulher 119

Um laço de amor 125

Mensagem de Cadu para Mel 131

Nossa sintonia 135

Mensagem da Mel (carta psicografada) 139

Homenagem aos que participaram da vida de Mel 147

Galeria de fotos 157

Depoimentos 197

1

Carta de uma mãe: homenagem à Mel

Deus, meu Pai, hoje eu escrevo para agradecer ao Senhor pelas inúmeras bênçãos em minha vida. Nem sei se sou merecedora de tanto. Em 2012, quando engravidei de Mel, nem imaginava a transformação de vida que aquela gestação seria. Mergulhei num universo antes distante de mim, conheci pessoas com muitas deficiências físicas, com graus de escolaridade diferentes, limitações financeiras, porém algo sempre me chamou a atenção: o amor gigantesco presente em cada lar, em cada história, em cada detalhe todo o tempo.

Minha Mel me ensinou tanta coisa, testou minha paciência e minha resiliência muitas vezes. Ela me fez forte, sábia, determinada e mais chorona do que eu sou. Certa vez, li na *Internet* que as pessoas mais fortes são as mais choronas, então eu sou muito forte, pode crer.

Com aquele olhar marcante e sorriso doce, sem falar uma única palavra, ela me dizia muito o tempo todo. Quantas vezes sonhei em conversar com ela. Queria ouvir o som de sua voz. Às vezes, eu olhava pra ela e falava: "Eu te amo tanto, você sabia?". Ela olhava para mim e sorria, me respondendo com um sorriso, eu a entendia "Eu sei mamãe, eu amo você também". Eu sempre tive a certeza de que eu era seu porto seguro. Quando ela me via, os olhos brilhavam. Eu era a certeza de que ela nunca estaria sozinha.

Como nossa ligação era forte, minha filha! Eu sabia tudo que você queria apenas pela feição da sua face. Cada vitória sua, cada conquista era muito pra mim. Com o tempo, parei de comparar seus avanços com o de outras crianças, aprendi que cada ser é um, que cada caso é um caso, que cada missão é única e deve ser vivida de forma intensa. Assim foi nossa missão, foi intensa, foi verdadeira, teve luta, teve lágrima, milagres foram muitos. Você era só luz, que veio, passou pouco tempo aqui na Terra e me apresentou um mundo diferente daquele que eu vivia. Nem sei quem era Mirela antes de você, eu sempre serei a Mãe de Mel, mãe da princesa dos laços, da menina que vivia enfeitada, combinando sapato, laço e *look*, a mais cheirosa de todas, a mais meiga e doce que eu já conheci.

Eu tenho que agradecer a você, meu Deus, todos os dias o privilégio de ter sido escolhida para receber Mel, para aprender e evoluir, por ter me tornado uma pessoa melhor. Foram os cinco anos e oito meses mais intensos de minha existência. Você estará sempre em meu coração. Você ensinou a todos que cruzaram seu caminho. Depois de você, tudo mudou, tudo melhorou, seus ensinamentos serão perpetuados, minha princesa!

Gratidão por sua tenra passagem!
Foi incrível aprender contigo!

2

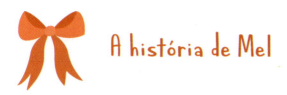

A história de Mel

Eu me casei em 2007, mas comecei minha história com meu esposo em 1999, aos 19 anos. Sempre sonhei em me casar e ser mãe, penso que nasci para isso. Talvez por ser de uma família de cinco filhos (um homem e quatro mulheres).

Como sou de uma família muito tradicional, me foi ensinado que primeiro temos que estudar, nos formar, noivar, casar e ter filhos. Assim eu fiz. Fiquei noiva e me formei em 2006; em 2007, casei-me com Cristiano; em 2008, engravidei de Cadu. Em março de 2009, ele nasceu; eu desejava ter meu primeiro filho homem, igual minha mãe. Também porque meu esposo sonhava com um filho homem, queria realizar o desejo dele também. No início, ele achou que eu deveria esperar mais um ano para engravidar, mas depois que Cadu nasceu ele disse que foi na hora certa, que não poderia ser em outro momento.

Cadu foi o primeiro neto, primeiro sobrinho, muito amado e festejado na minha família. Como Cristiano já tinha uma filha, meus sogros já eram avós de uma menina; ao saberem que teriam um menino como neto, babaram muito por Cadu. Meu sogro sempre foi apaixonado pelo neto. Cadu sempre foi muito amado, desejado e querido. De uma inteligência notória, sempre se destaca em tudo que se propõe a executar. Mas o que mais encanta em Cadu é seu coração, sua bondade, sua doçura. Sem dúvida, eu tenho um anjo dentro de casa. Ele sempre quis um irmão homem para brincar, mas eu demorei a engravidar, estava focada em minha profissão. Mel nasceu quando ele tinha quatro anos, uma diferença grande, talvez um dos meus maiores arrependimentos. Se eu pudesse dar conselho a alguém, diria que engravidasse do segundo filho quando o primeiro fizesse um aninho.

Eu desejava uma menina, Cadu e Cristiano queriam menino. Mas eu sentia que seria menina. Na verdade, tinha certeza de que seria uma menina. Apesar da gravidez de Mel ser planejada, foi conturbada desde o início. Eu tive um aborto espontâneo antes dela, perdi o bebê quando estava com sete semanas. Um mês depois, engravidei novamente numa viagem para Morro de São Paulo. Eu e meu marido Cristiano fomos comemorar um de nossos aniversários de casamento.

Mesmo eu tendo 32 anos na época, tive descolamento de placenta, usei medicação para segurar a gestação até 12 semanas. Com 11 semanas, fiz a ultrassonografia de translucência nucal, que mede o osso nasal e outras coisas do bebê, e foi descartada a síndrome de Down em mais de 90%. A minha única certeza era de que meu bebê não era Down. Porém, nessa mesma ultrassonografia, apareceu o Golf Ball na região do coração. O médico disse que quase sempre não significava nada, mas senti que existia algo diferente, que não seria tudo perfeito como na gestação de Cadu.

Com 14 semanas, descobri que o bebê seria mesmo uma menina. Realizava um sonho. Eu queria minha menina para enfeitar e encher de laços. A escolha do nome da bebê veio de quatro opções que dei a Cristiano: Mariana, Marina, Manuela e Melissa. Eu queria Mariana a todo custo, mas ele dizia que eu tinha dado as opções e ele escolheria o nome, que queria chamar a filha de Mel, então seria Melissa. E ele não poderia escolher melhor, o nome era a cara dela, doce como ela.

Cadu fez quatro anos em março, tiramos fotos com ele beijando a irmã na minha barriga. Ele sempre foi um menino especial, preocupado comigo, muito carinhoso e beijoqueiro. Em abril, dia 4, véspera do meu aniversário, fomos para Salvador (eu, meu marido e Cadu), já que tínhamos mudado para Jacobina, interior da Bahia. O objetivo da viagem era fazer o ecocardiograma fetal para saber se Mel, assim passou a ser chamada, teria problema de coração. Eu estava com 30 semanas de gestação.

Como sou cardiopata operada, realizei também o exame na gestação de Cadu. Minha cardiopatia é congênita (PCA). Lembro-me com nitidez desse dia. A Dra. Thais Costa Barreto demorou muito fazendo o exame, ela apresentava uma feição preocupada. Então, perguntei: "Doutora, já fiz esse exame antes, não demora tanto assim. O que a senhora está vendo? Tem alguma coisa anormal?".

Ela me olhou, pediu para me sentar e perguntou: "Você

está sozinha?". Respondi que sim, meu marido estava de plantão numa cidade vizinha. Então, ela pegou papel e caneta e desenhou um coração com átrios e ventrículos, falou que Mel tinha uma cardiopatia que era cirúrgica, mas que ficaria tudo bem.

Na mesma hora, pedi permissão para ligar para o meu marido e que pedi a ela que explicasse a ele o diagnóstico: Defeito no Septo Átrio Ventricular Total. Mantive-me calma, saí da sala e me sentei nas cadeiras da recepção esperando o laudo. Nesse momento desabei a chorar, me deu uma tristeza gigantesca.

Meu celular tocou. Era Renatinha, uma amiga de longa data. Perguntou por que eu estava chorando, onde eu estava, se estava só e correu para a clínica para me buscar. A minha madrinha, uma das donas da clínica onde realizei o exame, também me ligou e perguntou se eu estava bem. Ela estava claramente preocupada comigo. Nesse momento, entendi a gravidade da situação. A médica do exame era amiga de minha prima, filha de minha madrinha, com certeza ela ligou para a amiga e avisou sobre o exame. Minha prima contou a minha tia e ela ligou em seguida.

Diante do quadro que se apresentava à minha frente, liguei para meu irmão, que é cardiologista, e comentei sobre o diagnóstico. Ele disse que talvez o resultado estivesse equivocado e que não acreditava que isso estivesse acontecendo, seria muita falta de sorte. Pediu que eu me acalmasse e que logo tudo seria esclarecido. Por mais que eu tentasse, não conseguia me acalmar.

Aquele dia foi terrível para mim. À noite, meu marido pesquisou tudo dessa cardiopatia e viu que a maioria das crianças com essa cardiopatia tinha síndrome de Down associada. Contudo, todos os exames que fiz em Salvador deram resultado normal, não tinha nenhuma medida/ marcação que indicasse a síndrome. No dia seguinte, 5 de abril, fomos cedo para o consultório de minha obstetra, fizemos ultrassom e optamos por fazer a amniocentese fetal nesse mesmo dia, com Dr. Sérgio Matos, na clínica dos meus padrinhos. De certa forma, o médico me tranquilizou contando as histórias de várias pacientes dele com histórico de bebês anencéfalos e que, aparentemente, minha bebê estava bem. "Que aniversário de 33 anos esse meu, hein?". O resultado do exame ficou pronto no dia 22 de abril. Eu estava com quase 33 semanas de gestação.

Quando recebi o resultado do exame, senti como se meu mundo tivesse caído. Chorei muito, vivi um luto antecipado, porque naquele momento eu enterrava o sonho de ter uma bebê saudável e receberia uma com as limitações da síndrome de Down e de uma grave cardiopatia associada. Eu sabia que, daquele dia em diante, minha vida mudaria, muitas lágrimas cairiam e que minha jornada seria longa.

Lembro-me de minha irmã Samara mostrou fotos de bebês com síndrome de Down na *Internet*, que eram lindos. Nesse momento, senti muito amor em meu coração. Ela me falava do quão carinhosos eles eram, dos pacientes que ela atendia em consultório, disse que estaria sempre ao meu lado e que me ajudaria com Mel. Já meu marido me falava as complicações médicas que acometiam os pacientes com Down, falava das limitações, das complicações, jogava um balde de água fria em meu otimismo. Ele é sempre razão e eu, emoção. Ele sempre pensa em tudo de forma prática, racional, não gosta de surpresas. Mas meu otimismo e meu amor sempre superaram qualquer diagnóstico, minha fé me sustentou e me sustenta até hoje. Fui para a guerra pronta para vencer. Vesti minha coragem e lutei até o fim, sem esmorecer. Passado o desespero inicial, enxuguei as lágrimas e fui buscar informações. Quis saber quem eram os melhores médicos do Brasil para operar o coração de minha filha, entrei em contato com mães que tinham filhos Down, realizei postagens no Facebook informando sobre a condição da minha filha Mel, pedi ajuda e aceitei todos os conselhos que me deram.

Cadu era muito pequeno e não entendia nada. Fomos explicar a ele, mas ele não chorou, apenas ficou pensativo. Meu esposo teve a negação de início, porque pensava em todas as limitações que poderiam acometer nossa filha, pensava no preconceito que sofreria e no futuro que ela teria, caso nós morrêssemos. Ele, como é muito racional, pensou logo na parte prática. Mas depois aceitou o que não poderia ser mudado e fez tudo que esteve ao seu alcance para Mel ter uma vida confortável, feliz e cercada de amor.

A síndrome de Down pode apresentar três subtipos: mosaico, trissomia e translocação. A mais rara é translocação, era o tipo de Mel. Eu cheguei a fazer exame de genética para saber se eu ou meus irmãos poderíamos ter filhos com Down, mas deu negativo. O caso mais comum é trissomia livre, os famosos 3 cromossomos 21, pode ocorrer em qualquer idade, com qualquer casal.

Muitos podem se perguntar como explicamos a Cadu que a irmã seria diferente das outras crianças, pois bem: eu e o pai nos sentamos com ele e falamos que a irmãzinha teria um problema no coração e que precisaria operar em São Paulo para consertar. Aí falamos que ela teria uma síndrome, que as crianças têm os olhos mais puxadinhos e arredondados, as orelhinhas mais baixas, a língua às vezes fica para fora, que se chama língua protusa, demoram mais para andar e falar, não aprenderia o assunto da escola da mesma forma que ele, seria mais lenta. Ele apenas nos olhava e ficava quieto. E sempre foi assim, fomos ensinando e aprendendo com ele. Eu mesma não entendia nada de medicina, aprendi tudo numa UTI e fui explicando a Cadu.

Eu, meu marido e meu filho voltamos para Salvador em maio. O parto estava previsto para 14 de junho. Matriculei Cadu por um mês no antigo colégio, levei minha funcionária para cuidar dele e do apartamento, minha prima Jane veio de São Paulo para ficar comigo, porque minha mãe tinha meu pai doente para cuidar e não poderia me acompanhar.

No entanto, entrei em sofrimento fetal e fui encaminhada para cesárea. Mel nasceu com 37 semanas e 4 dias, no dia 28 de maio de 2013, em uma terça-feira, à tarde, às 17h15min. Ela nasceu no mesmo hospital que Cadu, uma maternidade excelente. Minha obstetra era minha ginecologista, com vasta experiência, graças a ela tive um parto muito tranquilo. Cristiano dessa vez não quis fazer o parto com a equipe, preferiu assistir e ficar ao meu lado, não saberia como ela chegaria por conta da cardiopatia, estava nervoso. Na gravidez de Cadu, ele fez o parto com o professor dele. Tirou Cadu da barriga e cortou o cordão umbilical. Foi muito emocionante! Apesar da situação inicial apresentada quanto à saúde da minha bebê, ela nasceu bem. Chorou forte. Uma verdadeira princesa. Eu não tive a sorte de tê-la em meus braços e amamentar na sala de parto, apenas olhei, cheirei, dei um beijo e chorei. Ela era tão linda, eu já morreria por ela naquele momento, já a amava com toda força do meu ser. Então foi para a UTI ficar em observação, mas não precisou de oxigênio ou outro dispositivo ligado a ela, não tinha fios, nada, apenas ficou sendo observada por conta da cardiopatia. Foi para o quarto após 24h, mamou no peito, pude vestir roupinha rosa nela. Ela era tão miudinha, nasceu com 46,5 cm e 2,735kg, não tinha feições de uma criança com síndrome de Down, quem olhava nem percebia algo diferente.

Depois de cinco dias, eu e ela tivemos alta e ficamos por um mês em Salvador, esperando o coração dela dar sinais de piora para começar a medicação. Cadu, ao ver a irmã, apaixonou-se por ela. Ele pediu para que eu usasse uma roupa azul nela em homenagem a ele. O momento foi tão especial, que tirei várias fotos dos dois juntos.

Eu a amei desde o primeiro momento, nem enxerguei a síndrome. Meu medo se transformou em força e amor.

Se eu já era protetora, depois de Mel virei uma leoa feroz. Não deixava ninguém dar banho ou cuidar, sempre gostei de fazer tudo sozinha. Éramos sempre eu e Mel. Muitas pessoas foram nos visitar em Salvador no primeiro mês de vida dela. Mel ganhou presentes lindos, mas nunca desfrutou da maioria deles. Quando ela completou um mês, voltamos para Jacobina. Fiz um quarto rosa e branco para a minha princesa, porém ela nunca dormiu nesse quarto. Sempre ficou ao meu lado, do início ao final, nunca ficou longe de mim. Talvez essa seja a recordação mais marcante que tenho, a presença da Mel na minha vida sempre.

3

Os primeiros meses

Por vezes, esquecia que Mel era cardiopata. Como parte do tratamento, ela começou o trabalho com a fisioterapia; depois, a fonoaudiologia. Ela estava evoluindo bem, e cercada de muito amor. O pescocinho não ficava durinho, ela não se sentava, era mais molinha que os bebês convencionais, por conta da hipotonia dos Down. Mas era muito sorridente, vivia linda, posava para as fotos. Cadu enchia a irmã de beijinhos, as reuniões familiares eram cheias de amor e cuidado.

Melzinha parecia sempre uma recém-nascida, não só por ser pequena, mas por ser molinha. Mesmo assim, ela vivia enfeitada, parecia uma boneca. Tinha muitas tiaras combinando com os *looks* que usava. Cadu estava sempre presente: na hora do banho, na troca de fralda. Ele beijava a irmã, via-a sorrindo quando o irmão se aproximava e dizia que a amava.

A minha rotina com a Mel era cansativa, não posso negar. Ela não dormia bem, acordava a noite toda. Ainda levava e pegava Cadu na escola, fazia as tarefinhas da escola com ele, brincava se desse, quase nunca dava. Os dois dormiam comigo na cama. Não podia deixá-lo de lado. Fazia o possível para dar atenção a ele e cuidar da Mel, em suas necessidades.

Com um mês, porém, o sinal veio. Ela estava cansando nas mamadas, a cabecinha suava. Em uma noite, fui para emergência do Hospital Santa Izabel. Chegando lá, informei o telefone da cardiologista dela; o hospital entrou em contato na mesma hora e os médicos iniciaram a furosemida. Esse foi o primeiro contato numa emergência com minha princesa no colo. Eu chorei muito nesse dia, tinha medo de perdê-la, medo de sua fragilidade. Ela era tão miudinha, tão indefesa.

Os tais sinais que o coração estava "descompensando" eram respiração ofegante e coração acelerado. Hoje, como já entendo muito sobre o assunto, diria que ela ficou taquipneica. Muitas vezes ouvi de médicas despreparadas que era loucura morar no interior com uma criança cardiopata grave. Como elas podem dar opinião na vida de uma família inteira? Como elas podem falar isso para uma mãe com uma filha no colo precisando de ajuda? Será que elas se colocavam em meu lugar? Minha sorte é ter opinião e atitude, é saber me defender e não baixar a cabeça. Se não fosse isso, elas me enlouqueceriam. No dia seguinte, em consulta com a cardiologista, Mel recebeu a primeira prescrição médica, furosemida e captopril, e a autorização para voltarmos a Jacobina.

Mel foi crescendo, engordando e ficando bochechudinha. Então, eu falava: "Só tem bochecha essa linda, não é Cadu?". Ele, prontamente, dizia: "Você é uma menina BU, de Bochechuda." E o apelido ficou. Muitos chamavam de Melzinha, Melissinha, Mel, mas aqui em casa chamávamos quase sempre de menina Bu.

Na Bahia, temos o hábito de apelidar a todos. O nome de Cadu é Carlos Eduardo, eu escolhi. Queria Cadu, mas minha sogra e minha mãe falaram que Cadu não era nome. Então, coloquei Carlos Eduardo para chamar meu filho de Cadu. Meu esposo não se opôs, achou nome forte. O nome de Mel é Melissa, ele que escolheu porque queria chamar a filha de meu Mel.

Minha última gestação foi Felipe, que nasceu em 15 de dezembro de 2019. O pai disse que escolheria o nome. Eu queria Felipe, ele queria Bruno. Cadu queria Carlos Felipe. Então, no cara ou coroa, foi decidido entre Felipe e Bruno, porque Cristiano não aceitou o Carlos Felipe de jeito algum. Até enquete no Instagram foi feita, Cadu pedindo que votassem no Carlos Felipe, para formar a dupla Cadu e Café. Eu sugeri que colocássemos Cristiano Miranda Nobre, mas Cadu disse que não, porque já era o nome do pai. E que se colocasse o nome do pai no irmão, teriam que mudar o nome dele para Cristiano também. Por sorte, mais uma vez meu desejo se concretizou e eu tive meu Felipe. Chamamos ele de Lipe e de "trovejo", para falar que é sapeca, espoletinha, não fica quieto e bagunça tudo.

Voltando à gravidez de Mel, minha irmã Mayara, que estava grávida na mesma época e que acompanhou toda a trajetória da minha gravidez até os resultados dos exames sempre muito presente em minha vida, teve o sobrinho em julho. Mel já tinha um mês e meio de vida. Sempre estivemos juntas, são muitas fotos registrando esses momentos. Passávamos datas festivas juntas, víamos o desenvolvimento de Nando, meu sobrinho, superior ao de Mel. Meu sonho era que Mel sustentasse o pescoço, pois era molinho. Nunca realizei esse sonho.

Nessa época nossa família era composta por cinco crianças, incluindo Mel, e os priminhos estavam sempre juntinhos. Todos achavam Mel linda, pegavam no colo e devolviam para a mamãe, tinham certo receio de ficar com ela, talvez por ela ser molinha. Mas ainda assim era muito amada.

Dos primeiros meses até o primeiro ano de vida, fiquei com Mel mais tempo na UTI do que em casa. Não tinha muito contato com os familiares, mas acompanhava o desenvolvimento dos meus sobrinhos por fotos e vídeos. De certa forma, todos tiveram de se conformar com a minha ausência nas reuniões familiares, nas festas de aniversários, mesmo na piora do quadro da doença de meu pai. Éramos só eu e Mel sempre.

Aos quatro meses, Mel teve pneumonia. Aqui minha intuição de mãe salvou Mel. Percebi que ela não estava normal, nunca tinha tido febre. Era um domingo, dia da primeira febre da vida dela. Eu entrei na *Internet* e procurei passagem para São Paulo. Meu marido achou exagero meu, ele tinha dado antibiótico e ela reagiria (no pensamento dele). Eu respondi que só esperaria até terça-feira em Jacobina, porque ele iria para Salvador pegar um avião nesse dia e eu iria com ele. Assim eu fiz. Ele embarcou para um congresso em Florianópolis e eu, para São Paulo, antes dele ainda. Meu irmão (cardiologista) disse que, se eu não tivesse feito essa viagem, Mel teria morrido.

Em São Paulo, já tinha passado Mel em consulta no Incor antes e ela aguardava na fila para operar. Eu e Cristiano resolvemos não usar o plano de saúde dela, preferimos o SUS, porque o Incor é um hospital-escola e as coisas pelo SUS são mais rápidas. Como eu tinha conhecidos da família na cidade paulistana, fiquei em casa desses familiares, que me deram toda a assistência de que precisava durante as internações da Mel.

Esse primeiro internamento foi super complicado, Melzinha fez a primeira transfusão de sangue da vida, ficou intubada 17 dias e precisou operar em estado grave, porque os pulmões estavam comprometidos. Meu leite secou de tanto que chorei. Além disso, eu era muito inexperiente, nunca tinha passado tanto tempo em uma UTI, não sabia nada de medicina, terapia intensiva, aspiração, pic, acesso central... Tudo era tão novo, eu tinha tanto medo, não imaginava o que estava porvir. Mel era aspirada várias vezes por dia porque estava secretiva. Como ela ficava no soro e usava antibióticos, eu fui proibida de dar mama a ela.

O estado dela era muito grave, piorava a cada dia. Eu me desesperava ao vê-la daquele jeito, tinha medo de perdê-la e isso me deixava fraca, chorosa. Foram muitas lágrimas e muita oração. Minha sorte era minha família paulistana que não me deixava sozinha, estava sempre me cercando de cuidados e amor. Sorte também em ter conhecido outras mães e ter recebido o apoio delas. Após 17 dias intubada, Mel operou o coração com Dr. Marcelo Jatene, considerado um dos melhores do Brasil.

O quadro pós-cirúrgico foi satisfatório, mas, como a cirurgia demorou demais, o coração ficou fraco, precisou de outra cirurgia 12 dias após a primeira, em que foi implantado um marca-passo. Ela teve paradas cardíacas e adquiriu paralisia cerebral. Hoje eu sei que foi naquela cirurgia que ela adquiriu paralisia cerebral, na época eu não sabia, só percebia que minha filha estava diferente, que ela não era daquele jeito antes de entrar no centro cirúrgico.

Essa foi a pior cirurgia da vida dela, a mais complicada para mim também. Lembro-me de que o pessoal do hospital, quando passou para a visita da noite, falou que no dia seguinte, às 7h da manhã, Mel faria outra cirurgia para implante de marca-passo. Eu questionei a possibilidade de a cirurgia ser adiada pelo fato de meu marido estar no interior da Bahia e não conseguir chegar a tempo para me acompanhar. Mas o retorno que tive foi que a cirurgia seria simples e já estava agendada, por isso não seria possível esperar que meu marido chegasse. Os enfermeiros pediram que eu ficasse tranquila, que tudo daria certo.

Realmente Mel foi levada para o centro cirúrgico no dia seguinte. Como eu não podia ficar na UTI aguardando notícias dela durante a cirurgia, peguei a minha mala e fui para a recepção do hospital. Talvez por estar muito preocupada com Mel, fiquei chocada quando a técnica de enfermagem solicitou a minha saída da UTI. Ela disse que a UTI deve ser esvaziada quando um paciente sobe para cirurgia, porque caso ele morra, o leito fica liberado para outro paciente.

Naquele momento fiquei em choque ao ouvir aquilo, com o tempo fui entendendo a racionalidade da atitude e compreendi que é o mais certo a ser feito. Afinal, há muitos pacientes na fila de espera para uma internação.

Sozinha, sem meu marido por perto, fiquei na recepção do hospital, contendo as lágrimas. Minha bebê estava de novo em um centro cirúrgico. Envolvida em minha dor de mãe, fui despertada por uma médica residente, uma amiga na época, que me viu na recepção e resolveu me ajudar. Pegou minha mala e pediu que eu a acompanhasse até o andar em que ela estava atendendo, assim teria a companhia dela.

Ao relembrar a história da Mel, percebo a quantidade de anjos que Deus coloca em nosso caminho para não ficarmos sozinhos. Durante toda a trajetória de hospital de minha filha, posso dizer que nunca fiquei desamparada, mesmo às vezes me sentindo muito carente e sozinha. Sempre aparecia alguém para me ajudar, com palavras ternas, com um sorriso, com um abraço, com uma lição de vida.

Após essa cirurgia, graças a Deus minha filha não morreu, mas voltou com muitas sequelas e alterações, principalmente no sono. Ela só dormia sedada, à base de morfina e hidrato de cloral. Eu só chorava sem entender o que estava acontecendo com ela e o porquê de tanto sofrimento para uma bebê e para uma mãe, mas mantinha a minha fé e acreditava na providência divina e que tudo ficaria bem.

Posso dizer que, com quatro meses, começamos nossa vida de hospital. Nesse momento, percebi que a cardiopatia era meu grande problema. Quantas vezes eu e Cristiano desejamos que ela fosse apenas Down e não cardiopata. Foi com essa idade também que Mel mostrou que aquele corpinho frágil, com menos de 5kg, era mais forte do que imaginávamos, que ainda viveríamos muitas situações difíceis em hospitais, que muitas lágrimas ainda seriam derramadas naqueles corredores frios, naquela solidão que só uma mãe carrega.

Foi uma época difícil! Cadu era pequeno, tinha apenas quatro anos, eu sentia muita saudade dele e ele de mim. Ele teve que entrar no transporte escolar, muitas vezes chegava com muita fome em casa, uma hora após o término da aula, foi sofrido demais para o meu filho. Mas nunca, nunca mesmo, ele questionou o porquê de eu deixá-lo em casa e só ficar com Mel no hospital, nunca pediu para que eu ficasse em casa com ele e alguém no hospital com Mel. Cadu amadureceu muito rápido, ele via o amor e o cuidado que tínhamos com a irmã e cuidava da mesma forma, se preocupava. Ele amava ir para o hospital visitar a irmã, porque precisava pegar avião, era uma distração para ele.

Foram dias e noites difíceis, vi e vivi muita coisa, sempre fomos nós duas, nossa história é uma só: Mel era meu reflexo. Eu buscava estar sempre bem, porque quando eu estava mal, ela ficava mal também. Uma ligação de outras vidas, inexplicável. Recordo-me das enfermeiras da UTI falando para eu reagir: "Mi, reage! Cadê sua força e seu otimismo? Não desiste não, ela vai ficar bem. Se você não melhorar, ela vai piorar. Porque ela só melhora quando você está sorrindo, fazendo zoeira, cheia de otimismo, vocês duas são uma".

Assim eu entendi que éramos uma só e que a força dela vinha de mim. Depois de 74 dias internadas, eu e Mel voltamos para a Bahia, em 23 de dezembro de 2013, para passarmos Natal em casa. Eu estava muito abatida, olheiras profundas, chorei de cansaço, mas estava feliz por chegar em casa, por ter a chance de passar o Natal com minha família. Cadu não desgrudava de nós duas, era o tempo todo me beijando e olhando Mel. Mas meu cansaço só aumentaria, porque no hospital eu tinha ajuda para cuidar dela; em casa, era eu sozinha para dar remédio, comida, banho. Eu estava muito tempo sem dormir, não tinha cama na UTI, era poltrona, mandavam o acompanhante sair para o fisioterapeuta atender 2h ou 3h da madrugada, mandavam levantar 5h da manhã para fazer raio-x. Isso tudo cansa. Fora as noites com intercorrências, que Mel chorava, precisava de transfusão, perdia acesso central. Quando encontrei minha família, eu chorei muito, falei que só queria dormir uma noite, que estava muito cansada. Mas Mel só queria a mãe e só eu estava disposta a acordar a noite toda para cuidar dela e medicar. Mel chorava muito, parecia sentir dor. Não sabíamos o que ela sentia, nesse tempo a lista de medicação era imensa, tínhamos remédios quase que de hora em hora. Então, essa noite inteira de sono nunca chegou. Não era fácil, mas eu amava cuidar dela, me dava prazer. Eu tinha tanta força, que nem sabia de onde vinha. Hoje sei que vinha do plano espiritual.

Meu marido falava que não era normal uma bebê não dormir, que precisava fazer uma investigação neurológica, pois bebês dormem muito, ou durante o dia ou durante a noite, e nossa Mel nunca dormia. Ela chorava, sentia dor, mas não sabia expressar onde era a dor, então eu deixava Cristiano doido pedindo que desse remédio a ela. Mel foi um caso desafiador para a medicina, mas muito mais desafiador para o pai, que teve que estudar sobre todas as áreas da medicina para cuidar da filha, para fazer o papel de pai e médico dela.

Eu sinto muito orgulho dele, do médico fantástico que se tornou, o melhor de todos para mim. Cadu era muito novinho, quase nunca acordava com Mel chorando na madrugada. Quando ela chorava de dia, ele encostava, beijava ela, perguntava por que ela estava chorando e ela fazia biquinho de choro olhando para ele. Achava lindo quando ela fazia aquele biquinho de choro. Cadu sempre foi um príncipe carinhoso, muito paciente, bem típico de pisciano mesmo!

Em fevereiro, numa oportunidade em que estávamos com meu irmão, Mel começou a chorar. Chamei-o e expliquei que não sabia o que ela tinha e que chorava muito. Ele colocou a mão no tórax de Mel e falou sério: ela está com o tórax aberto, o osso está atritando, isso dói muito. Ele mandou enfaixar com uma fralda e marcar para operar novamente, precisaria fechar o tórax.

Como era Carnaval, o Brasil estava parado, não teria condições de realizar uma cirurgia de imediato. Então, assim que passou a data festiva, eu e Mel partimos para São Paulo. Agora eu já estava esperta, já aguentava ficar sozinha sem meu esposo. Melzinha fez a terceira cirurgia nos primeiros meses de vida. Ela fez uma deiscência de sutura óssea, assim os médicos chamam quando o tórax está aberto, que acontece devido à hipotonia do Down. Pelo menos foi essa a explicação que me foi dada pela equipe médica.

Nessa época, Mel ainda não tinha feito gastrostomia, tomava mamadeira com espessante (engrossante), até a água que bebia era espessada, porque corria risco de broncoaspirar. Somente eu dava medicação a Mel, meu marido falava que eu tinha mais jeito, não sei que medo era esse que ele tinha. Como ela era molinha, o banho eu quem dava também, ela parecia um bebê grande. Eu a cercava de cuidados e amor, cada dia ficávamos mais grudadas uma na outra. Cadu ajudava como podia: jogando fralda suja no lixo, pegando garrafa de água na cozinha, fazendo pequenos mandados que o tornavam útil.

Costumo falar que sempre foi com muita emoção, nunca teve nada morno ou frio na vida de Mel, era o extremo sempre. Nessa caminhada, vivi ano após ano, meses no hospital, dias em casa, entre um internamento e outro, aproveitava para viajar e mostrar o mundo a minha bebê. Eu não sabia quando tempo teria com ela, por isso queria que ela viajasse, que estivesse sempre bem arrumada, cheirosa e bonita. Procurei os melhores terapeutas, os melhores médicos, quis dar o melhor de mim para que ela sentisse meu amor e a importância que tinha em minha vida. Sinto que cumpri minha missão, Mel foi amada em todos os lugares pelos quais passou, marcou a vida de quem cruzou seu olhar marcante.

Meu marido não podia estar presente fisicamente, porque nosso acordo era ele cuidar de Cadu e eu, de Mel. Ainda mais que a despesa era altíssima e somente ele trabalhava. Acordos precisam ser feitos, para tornar a caminhada mais leve, com menos cobranças. Deixo isso claro porque muitas pessoas falavam: "Você não reveza com ninguém, está sempre sozinha. Seu marido, cadê?". Eu ficava justificando a ausência dele, falava de nosso outro filho. Hoje vejo que nem precisava justificar nada, nosso dia a dia, a criação de nossos filhos, nossa relação, era só nossa, não tinha que justificar. Mas eu tenho esse defeito, quero sempre dar explicações, ainda bem que estou mudando.

4

O primeiro ano

O aniversário de um ano da Mel foi com o tema Reino Encantado de Mel. Lembro-me de que comprei muitas coisas em São Paulo, mandei fazer balões com a foto dela, contratei filmagem e fotografia, animação, lembrancinhas lindas. Tudo perfeito! Preparei uma festa para 200 pessoas. Mas no dia da festa ela passou mal, pneumonia.

Arylma, fisioterapeuta dela, estava em Salvador, não tinha como atendê-la. Então, no dia da festa dela, tinha pediatra, fisioterapeuta, uma equipe atendendo Mel. Já estava tensa pensando que não teria a festa, mas deu tudo certo. Mel ficou na festa dela e, no dia seguinte, voamos para São Paulo. Ela ficou internada por conta da pneumonia.

O primeiro ano de vida dela foi praticamente todo de hospital, terapias, muito aprendizado e aceitação. Quando aceitamos que não podemos mudar o que nos foi imposto, lidamos melhor com as situações adversas. Mesmo assim, eu dizia que Melzinha gostava de testar meu coração, era tudo com muita emoção.

Aqui na Bahia temos o hábito de todo mês fazermos um bolo para comemorar a vida da criança no primeiro ano de vida. Fiz isso com Cadu e com Mel também. Mesmo no hospital, quando ela completava mês, fazia o bolinho dela e enfeitava o leito na UTI. Foi assim nos cinco e seis meses de vida dela, tenho vários registros no meu Facebook e Instagram. O importante para mim era não deixar passar a data em branco, sem comemorar. Eu tirava foto de tudo, mandava o dia inteiro fotos dela para meu marido e minha família.

No primeiro ano de Mel, foram muitos os aprendizados. Pela síndrome de Down, conheci muitas mães, suas histórias, a idade que cada criança começou a andar, desfraldar, falar, pular, correr, comer pipoca. Aprendi também sobre hipertonia, hipotonia, fisioterapia respiratória e todo o aprendizado da área médica. Fiquei um pouco craque em cardiologia, insuficiência respiratória, oxímetro, aspirador e outros itens essenciais para a minha Melzinha. Costumava falar que Mel representava uma faculdade de medicina, porque cada dia aprendia uma coisa nova, coisas que até minhas irmãs da área da saúde nunca tinham escutado falar, como "espassador" para fazer o *puff* que, em algumas situações, era melhor que a nebulização.

Como não ser grata a Deus por mostrar que existe um mundo à parte nos hospitais, que a vida não é colorida como se pinta nas redes sociais, que precisamos ter compaixão pelo próximo, se colocar no lugar dele e imaginar sua dor, sua caminhada cheia de obstáculos. Esse aprendizado merece a reflexão de todos.

De dezembro de 2014 a abril de 2015, eu fiquei com Mel na UTI do Incor em São Paulo. Foi o internamento mais longo dela, durou cinco meses. Mas antes de Mel completar dois anos, meu pai morreu. Foi um momento muito difícil! Meu pai sempre foi o grande amor da minha vida, meu ídolo e, nos últimos meses de vida dele, eu estava em São Paulo lutando pela vida de minha filha, que tinha feito outra cirurgia cardíaca para colocar uma prótese metálica na mitral. Meu pai tinha Mal de Alzheimer e não conhecia mais ninguém, ele não teve o prazer de pegar Mel no colo, beijar, abraçar, cantar músicas. O único neto que ele ainda curtiu um pouco foi Cadu, mesmo já estando doente. Aliás, ele ficou 11 anos doente.

 Durante a minha ausência do hospital, porque fui para o enterro de meu pai, Mel ficou na UTI dois dias sob os cuidados de familiares e amigas paulistanas. Quando voltei, ela tinha piorado. Estava muito inchada, irritada, exames alterados. Nesse momento, percebi o quanto minha presença era importante para minha filha, o quanto éramos ligadas. Então, fiz um esforço enorme para ficar bem e ajudar minha filha a se recuperar.

 E isso aconteceu. Poucos dias depois, eu e Mel seguíamos novamente para a Bahia, mas dessa vez para o aniversário da minha sobrinha, Clarinha, que completava um ano. Mesmo não estando presente fisicamente na festa, Mel estava muito cansada pela viagem de São Paulo a Salvador, e de Salvador a Jacobina, estavam juntas, de alguma forma. Mel ficou em casa com meu marido e eu fui para Miguel Calmon participar do aniversário de Clarinha.

5

O segundo ano

O segundo ano da vida de Mel não teve quase nenhuma diferença do primeiro. Continuamos nossa vida de hospital, passávamos cada vez mais tempo internadas e longe do convívio familiar. Os primos foram fazendo aniversário, a família se reunindo e comemorando, a vida escolar de Cadu seguia sem a presença materna, sendo suprida muitas vezes por minha irmã Samara, madrinha dele e de Mel. Eu ligava para a escola e pedia notícias para as professoras Alix e Cidélia, dois anjos que nunca mediram esforços para ajudar Cadu. Eu sentia muita falta de ir buscar meu filho na escola e conversar com o pessoal.

Algumas vezes, eu sentia que a vida de todo mundo andava, menos a nossa. Estávamos ali guardadas em um hospital. Imaginava qual seria o motivo pelo qual Deus nos mantinha ali, do que ELE estava nos poupando, de algum acidente talvez. Mas sempre resiliente, sabia que se estávamos ali, aquele era o melhor lugar. Minha fé cresceu mais e mais, comecei a ler sobre o espiritismo, levava vários livros para a UTI, fazia do hospital minha casa, eu me sentia em casa, me sentia íntima daquele lugar, aprendi a gostar da comida, conhecia todos pelo nome, fiz do hospital meu lar e minha família.

Minha princesa não conseguia sustentar o pescoço. Eu tinha esse sonho, sabe? Queria que ela se sentasse sozinha para brincar com as bonecas no chão de nossa brinquedoteca. Ela ganhou a coleção das Frutinhas no aniversário de um ano, imaginei muitas vezes ela brincando no chão, sentada sem apoio. Mas nem sempre nossas vontades coincidem com as de DEUS, então aceito que a vontade DELE prevaleça.

Mel entendia tudo o que eu falava, apenas não respondia com palavras. Ficava admirada quando mostrava os laços de cabelo e ela olhava fixamente para o que ela achava mais bonito, pelo menos eu acreditava que seria, chamava mais a atenção dela. Sempre escolhia o que ela havia se encantado. Desenvolvi essa teoria.

Em cada internamento, via uma mãe perder o filho amado ou a filha amada. Eu consolava as mães muitas vezes, escutava-as chorar, via o sofrimento, falava palavras de conforto que aprendi quando criança, mas no fundo eu pensava: "Meu Deus, quando chegará a minha vez?". Eu tinha muito medo de que chegasse a minha vez. Às vezes eu ia dormir e tinha pesadelo com Mel morrendo, acordava chorando, beijava e a abraçava, falava o quanto a amava e precisava dela. Porque temos esses sonhos loucos, não é mesmo? Estudando o espiritismo, muita coisa se abriu em minha mente, explicações lógicas para perguntas que temos sobre o mundo espiritual, os porquês da vida.

Quando faltava menos de um mês para Mel fazer dois anos, estávamos mais uma vez internadas. Eu pedindo a DEUS que ela tivesse alta para fazer sua festa de aniversário. Ela teve alta, mas precisou ficar em isolamento porque o internamento foi grave, mesmo assim fiz uma linda festa da Disney Baby, com Minnie e Mickey. Meus irmãos, sogros, avó, tia Andréa e Arylma estiveram presentes. Foi linda demais! Só faltaram convidados extras, pois ela não podia ter contato com estranhos.

Muita gente me perguntava como eu vivia sorrindo, mesmo com minha filha na UTI. E a minha resposta era simples: eu tinha fé de que tudo daria certo, não importa o tempo que durasse. E nunca me privei de sair um pouco do hospital, ir ao *shopping* comer algo gostoso ou comprar alguma besteirinha, gastar dinheiro libera o estresse, quase sempre ia ao *shopping* comprar caixas de chocolate para distribuir entre os membros da equipe médica. Comprava de dez a 15 caixas e estocava. O pessoal do plantão já esperava eu falar: "Quer um chocolate para adoçar o plantão?".

Quando voltava para casa, corria para o Pilates, que se tornou um estilo de vida para mim, minha terapia, local em que curava o corpo e a alma com boas risadas e amizades verdadeiras. Quando eu ficava longos meses no hospital, era minha maior falta. Nunca abri mão de ter meu momento com meu esposo. Toda sexta-feira, a babá ficava com Mel e Cadu para que saíssemos só os dois com algum casal de amigos, para distrair a mente, beber, contar histórias. Tudo isso fazia um bem enorme, porque nós precisávamos estar bem para cuidar de alguém. Esses momentos em que estava me cuidando não faziam de mim uma mãe ruim, ao contrário, me davam forças para estar sempre otimista e feliz ao lado da minha filha linda.

6

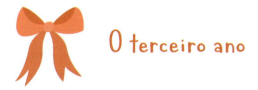

O terceiro ano

No aniversário de três anos, Mel tinha acabado de ter alta mais uma vez e estava novamente em isolamento. Ainda assim, fiz uma festa linda com o tema Coruja. Minha família estava presente, meus sogros, Arylma e minha amiga-irmã Naara, com a sua família. Lembro-me de que, na ocasião, minha mãe fez o seguinte comentário: "Pra que fazer uma festa linda dessa, gastar dinheiro e não convidar ninguém?". Respondi que a festa era para celebrar as vitórias de Mel, que as pessoas presentes eram suficientes, que era uma festa para mim também, para minha realização. Cada dia, cada mês, cada momento significava muito para mim. E assim foi até o fim!

Posso dizer que o terceiro ano de minha princesa seguiu no hospital, muitas pneumonias, intercorrências, transfusões de sangue. Mas uma luz surgiu naquela época, um médico chamado Dr. Carlisson, divisor de águas em nossas vidas. Ele descobriu que Melissa tinha imunodeficiência para pneumococos e que as vacinas que tomou anteriormente não surtiram efeito. Ele decidiu então começar um tratamento com imunoglobulina, que mudou nossa história. Mel reagiu super bem e passamos a ficar dois, três e até quatro meses em casa, uma grande vitória.

Nessa época, também levamos Mel para Dr. Zan, em São Paulo, referência mundial em Síndrome de Down. Ele mudou toda a alimentação dela, com base nos quase 40 anos estudando essa população específica. Mudamos também de cardiologista e de UTI, passamos a frequentar o Hospital Aliança e sermos assistidos pela Dra. Zilma Versoça, super competente e atenciosa conosco.

Posso dizer que foi um ano de grandes avanços. Mel ganhou peso por conta da gastrostomia, começou a estudar na APAE de Jacobina, fizemos a cadeira de rodas em São Paulo próximo ao aniversário dela de quatro anos. Tudo começou a fluir, voltamos a ter vida social.

Eu resisti muito em autorizar a gastrostomia, sofria só de imaginar que minha filha jamais comeria uma pizza ou um bolo de chocolate, foi uma dor imensa que senti. Chorei copiosamente e, no dia da cirurgia, tive o apoio de minha prima Mariana. Meu marido não teve como estar presente no momento da cirurgia, mas graças a DEUS não fiquei só.

Fui algumas vezes à APAE e perguntei como funcionava a matrícula, qual documentação e se aceitavam minha filha com Síndrome de Down e Paralisia Cerebral. Após todas as informações, fui para uma entrevista com a professora Karine, muito gentil e observadora, para a qual contei todas as limitações de Mel, minhas expectativas. Quando recebi a resposta da acolhida de Mel na

APAE (não rejeitam nunca), chorei muito, sonhava em ver minha filha estudar. A professora Karine, que era a professora de Artes, se tornou minha amiga. Com ela, Mel pintou dois quadros que são relíquia e ficam pendurados em meu escritório. Eu tenho tanta gratidão por tudo que vivi na APAE, pela emoção que os profissionais de lá fizeram minha filha sentir, pelas vezes que ia buscar Mel e ela estava fantasiada participando de uma festa de Carnaval ou São João, ali ela era igual às outras crianças, era amada e respeitada, ninguém a discriminava nem olhava com pena. Fomos felizes na APAE de Jacobina.

A cadeira de rodas foi a mais difícil de todas, para mim uma sentença que minha filha nunca mais andaria, que estaria presa naquelas rodas, que eu seria mãe de cadeirante, que teria que empurrar minha filha para todos os lugares, que se eu não fosse as pernas dela, ela não sairia do lugar. Pode parecer preconceituoso, grosseiro, mas foi essa dor que senti. Assim que fizemos a cadeira, que colocamos Melzinha nela e partimos para o aeroporto de Guarulhos para embarcar de volta para a Bahia, chorei tanto, mas tanto, que minha prima Rose teve dó de mim, tentou me consolar e empurrou a cadeira pelo aeroporto até o portão de embarque.

Falei que todos estavam olhando para Mel. Ela disse que olhavam porque Mel era linda e a cadeira era um charme, toda colorida. Assim que passei pelo portão do embarque, deixei para trás minha fragilidade e a dor daquele momento, virei uma mãe leoa e assumi meu novo papel de mãe de cadeirante. Ela precisava dessa cadeira, foi essencial para todas as terapias e desenvolvimento dela. Mel se adaptou bem à cadeira, fazia sessão com a fonoaudióloga, assistia às aulas na APAE, passeava, viajava. A cadeira era a sensação e ela amava passear nela. Sorria muito. De certa forma, ela se sentia livre naqueles momentos.

Sabe o que deixava Mel irritada? Fome! Ela era gulosa como a mamãe dela, amava comer. Se passasse do horário dela, chorava logo. Outra coisa que a fazia chorar, ficar sozinha. Se ela acordasse e não tivesse ninguém perto, começava a chorar, chorava alto. Mas bastava aparecer alguém que ela sorria. Por isso, muitas vezes quando eu estava no hospital, fazia chamada de vídeo para Cadu, pedia para ele fazer companhia a Mel enquanto eu ia ao banheiro. Ele tocava flauta, dava risada, brincava com ela, cuidava direitinho, mesmo que virtualmente.

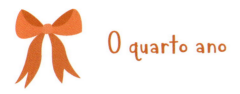

O quarto ano

Aos quatro anos, nossos internamentos eram tranquilos. Isso porque eu já conhecia todos os profissionais que cuidavam dela, todas as complicações que minha filha tinha e como tratar cada uma, eu já tinha um entendimento clínico e espiritual muito grande.

O aniversário de quatro anos foi no Incor, ela estava internada para fazer um ecocardiograma transesofágico. Exame em que precisava ser intubada e não tinha como fazer na Bahia. Mas, como minha família paulista é enorme e presente em nossas vidas, organizei uma festa na sala de reunião do sexto andar, consegui autorização para dez pessoas da família, mais fotógrafo profissional e alguns amigos. Pensem numa festa cheia de amor, transmitida ao vivo pelo Facebook para que os familiares da Bahia estivessem presentes virtualmente. Só sofri por Cadu, que disse que não foi convidado para o aniversário da irmã, mas na ocasião Cristiano não teve como estar em São Paulo com ele. O Incor merecia ser palco de um aniversário de Mel, sentia que lá era minha segunda casa, recebíamos muito amor de todos eles, até das ONGs que faziam trabalho voluntário lá.

Nos internamentos de Mel em Salvador, aproveitava para ir toda terça-feira assistir a Divaldo Franco palestrar, às vezes parecia que ele falava para mim, eu sentia uma paz tremenda ouvindo sua doutrina. Comprava livros espíritas e cada vez me sentia mais forte e acolhida.

Li dezenas de livros espíritas nos períodos que passei na UTI com minha filha e muitas foram as vezes que DEUS conversou comigo por sonhos, me instruindo como agir e conduzir nossa caminhada. Mel fazia uso da imunoglobulina mensal, mas quase sempre sem complicações, passávamos dois dias na UTI e íamos para casa. Aproveitávamos para viajar e curtirmos a família. Mas todo mês estávamos lá, sempre presentes na UTI.

Melzinha não se sentava, não comia pela boca, não sustentava o pescoço, mas entendia tudo e conhecia a todos. Eu fazia os testes com ela, perguntava quem era cada um dos primos e ela olhava certinho cada um, eu ficava radiante. Uma vez ela segurou o giz de cera em formato de ovo, porque era mais fácil ter apoio. Eu a colocava de pé no parapódium, equipamento utilizado para auxiliar as crianças na manutenção de sua postura em pé ou de forma ortostática, e ela riscava o papel ofício. Ela tinha esse ovo de cera em três cores: azul, vermelho e amarelo. Mas só gostava do vermelho. Quando eu trocava a cor do giz, ela não riscava, fazia bico de chateada com a boquinha. Personalidade forte, cheia de opinião minha pequena. Às vezes, ela segurava por alguns segundos uma bolinha azul da fisioterapia cheia de cerdas. Mas não tínhamos grandes avanços. Tudo era bem lento.

Nessa época, Cadu tocava na filarmônica da cidade, aprendeu três instrumentos: flauta, clarinete e teclado. Ele amava tocar flauta para Mel; ela sorria muito, apaixonada pelo irmão. Cristiano sempre trabalhou muito para nos dar vida confortável, o custo com Melzinha também era muito elevado, só o suplemento era uma fortuna. Ela ainda possuía dois planos de saúde, terapia ocupacional particular duas vezes na semana, fonoaudiologia duas vezes na semana e fisioterapia sete turnos na semana: cinco pela manhã, com Arylma, e dois à tarde, com Marina. Ainda ia para a APAE estudar, uma correria para ela e para mim também que não desgrudava dela, também tinha a demanda com Cadu de pegar e levar na escola, para aula de música, karatê e outras atividades que ele desempenhava.

Então, por trabalhar demais, Cristiano estava sempre fora. Mas, ao chegar em casa, beijava e abraçava muito Mel, falava que ela era linda e ela se derretia para o pai, dava cada risada gostosa. "Só ri assim pra papai, ama mais papai que mamãe", dizia ele, para me provocar. Eu, prontamente, respondia: "Se eu perder para você, não ganho para ninguém". Uma brincadeira saudável, ele sempre foi louco pela filha. Já vi Cristiano chorar por ela, quando fez a primeira transfusão de sangue aos quatro meses de vida no Incor, em São Paulo. Entretanto, o grude de Mel era a mamãe mesmo; depois, Cadu.

A irmã Camilla, filha de Cristiano, veio morar em nossa casa quando Mel tinha mais de dois anos, por isso não era muito próxima de Mel. Camilla sempre teve uma vida corrida de faculdade e estágio, é jovem e tem suas programações com os amigos, a ligação maior dela sempre foi com Cadu e agora, com Felipe. De certa forma, ela reconheceu sua ausência com Mel e quis fazer diferente com o irmão caçula. Ele é o amorzinho dela, ela tem uma paixão gigante por Lipe, que chega a falar que é mãe dele.

Cadu, como sempre parceiro, fazia questão de empurrar a cadeira de rodas de Mel, saíamos sempre nós três. Quando estávamos na casa de minha mãe, Cadu disputava com os primos quem empurraria a cadeira de rodas de Mel; até Dudu, que é o menorzinho, brigava para empurrar a cadeira. Às vezes, eles pediam para se sentar na cadeira de Mel e empurrar, achavam divertido; nessa idade criança não tem preconceito ainda.

A priminha mais ligada a Mel era Clarinha, um ano mais nova, enchia Mel de beijo, queria pentear os cabelos, colocar laços, queria os laços emprestados, usar a roupa de Mel, como duas irmãs. Eu achava lindo as duas juntas. Sem dúvida, foi quem mais sentiu a morte da prima.

Como Mel estava sempre comigo, eu conseguia entender o que ela queria pelo olhar. Pelo choro, sabia se estava com fome ou com a fralda suja. Quando tinha sono, dormia no colo ou deitada de ladinho, com a mamãe fazendo carinho. Ela usava uma figa de ouro numa fita vermelha para tirar mau-olhado, vivia com essa fita no braço, às vezes as enfermeiras pediam para tirar na UTI, mas no dia da alta colocavam novamente. Eu acredito nessas proteções de figa e fita vermelha, também já levei Mel para "rezadeira" para tirar "mau-olhado". Tem muitas dessas crenças no interior da Bahia.

Mel olhava para mim com ternura, com amor, sorria apaixonada. Ela tinha a pele tão macia, o cabelo liso, cheiroso, grande, era apaixonada pelo cabelo dela, nunca vi mais lindo. Cantava a música do Caetano Veloso para ela: "Debaixo dos caracóis dos seus cabelos, uma história pra contar de um mundo bem distante. Debaixo dos caracóis dos seus cabelos, o soluço e vontade de ficar mais um instante". Lia historinhas para Mel, ela não entendia muito. O que ela gostava era de assistir a "Pequerruchos" e "Galinha Pitadinha", no celular ou *tablet*.

Certa vez, levei Mel e Cadu no cinema para assistir a "Pixels". Ela amou! Não chorou, aguentou o filme todo, vidrada na telona. Depois levei os dois ao teatro em Salvador para assistir ao espetáculo "João e o pé de feijão", mas não gostaram, acharam um tédio. Eu gostei, mas eles ficaram agoniados e impacientes. Até soltei uma piada: "meus filhos não serão cultos" e ri muito depois contando a minha amiga.

Eu sou muito apressada, sempre quis aproveitar cada minuto que Mel tivesse bem para viajarmos. Algumas pessoas achavam loucura: "Mirela, Mel acabou de ter alta, espera ela melhorar para você viajar... ou espera ela melhorar para você colocar ela na piscina...", opiniões que eu não escutava, porque eu sabia quando minha filha estava bem, quando eu podia viajar com ela ou colocar numa piscina pós-alta de UTI. Ela só tinha alta 100%, então eu aproveitava para viajar e mostrar o mundo a ela.

Sinto muito orgulho em falar que minha filha viajou bastante, que andou de barco na Ilha de Boipeba, que foi para o Beach Park, conheceu o Natal Luz das Serras Gaúchas, fez trilha na Pratinha – Chapada Diamantina, viajou pela Linha Verde na Bahia, conheceu a Praia do Forte, Projeto Tamar, Guarajuba, Itacimirim, esteve em Eunápolis e Porto Seguro, viajou algumas vezes para Itapetinga, para São Paulo nas consultas e na casa da família paulista. Frequentávamos *shoppings*, parques, praças, fazendas de amigos. Permiti todas as experiências que foram possíveis no curto tempo que estive com minha filha. Afinal, ela merecia sair do hospital e curtir a vida.

Uma amiga psicóloga disse: "Amiga, olhando as fotos do seu Instagram, eu percebo que você tem pressa de viver tudo com Mel e registrar cada momento, como se quisesse eternizar ele". Naquele momento eu parei, refleti e consenti. Era isso, eu tinha pressa de viver tudo com ela, era como se soubesse que não teria muito tempo. Eu coloquei em prática o ditado: "Nunca deixe para amanhã o que você pode fazer hoje."

Já houve vezes de Mel ter alta numa terça-feira e embarcarmos numa sexta para outro estado. Da mesma forma, já houve vezes dela chegar de viagem e dois dias depois ser internada na UTI. Mas tudo bem, fazia parte, já tínhamos curtido, ela tinha conhecido o mar, outras cidades ou até mesmo uma paisagem de natureza intacta. Também já passei pela frustração de ter passagem emitida para Curitiba, para Florianópolis, e, no dia da viagem, Mel ser internada na UTI em estado grave. Eu sofria, ficava triste, mas aceitava que não era da vontade de Deus que nós fizéssemos aquela determinada viagem.

Nunca saí do Brasil com Mel, porque tinha medo de ela passar mal e eu não conseguir explicar em inglês que ela era cardiopata, com marca-passo e prótese metálica na mitral, que fazia uso de anticoagulante e dezenas de outras medicações. Então, restringi nossas viagens pelo território nacional, minha segurança era ter meu marido por perto no caso de uma emergência.

Hoje sei que minha resiliência foi determinante. Essa aceitação misturada com otimismo e alegria que são bem característicos de minha pessoa fizeram a diferença na vida de Mel, na leveza que eu conduzia nossa estada hospitalar, em como eu transformava aquele momento, para muitos de tristeza e dor, em aprendizado, porque para mim sempre foi aprendizado.

Como eu amava nossas viagens! Acho que as duas melhores foram Serras Gaúchas e Ilha de Boipeba, quando Mel bateu as perninhas na água pela primeira vez e eu fiz meu esposo acelerar a obra da piscina em nossa casa. Na piscina, ela era como os primos, brincava e sorria, se divertia verdadeiramente. São muitas lembranças, muita saudade e aprendizado; acima de tudo, uma paz interior muito grande, a sensação de dever cumprido, de ter feito absolutamente tudo que eu podia para o bem-estar de minha princesa tão amada por todos.

8

O quinto ano

O aniversário de cinco anos de Mel foi um marco em nossas vidas. Foi um dia de muita emoção, joelho no chão, agradecimento a Deus, lágrimas, fé, tudo junto. Afinal, nossa princesa estava conosco por todo esse tempo. Uma dádiva da vida!

Em 5 de abril de 2018, uma quinta-feira, dia do meu aniversário de 38 anos, viajamos para Salvador, eu, Cristiano, Cadu e Mel. Não tinha nada para eu fazer em Salvador, mas Cristiano tinha um Congresso de Endocrinologia sexta e sábado o dia inteiro, eu senti no coração que precisava ir para Salvador de qualquer jeito, mesmo Cristiano falando que ele ia precisar do carro e que eu ficaria presa no apartamento com as crianças.

Fomos para Salvador e ficamos no apartamento dos amigos João e Marciele, que já estava na reta final da gravidez de Aquiles; em junho, ele viria ao mundo. Eles nos esperaram à noite com um bolo e salgadinhos; cantamos *parabéns para mim*. No dia 6, sexta-feira cedo, Cristiano foi para o congresso e fiquei em casa com as crianças.

Mel só dormia, achei estranho, ela estava bem hipoativa, dei banho nela e imediatamente dormiu novamente. Comentei com Cristiano, ele disse que ela estava cansada da viagem, mas meu alerta acendeu. Mel não era de ficar cansada, pois era elétrica e animada como eu. À tarde, fomos de carro de aplicativo para a casa de minha amiga Naara e comentei que Mel estava bem molinha, que minha vontade era ir para o hospital Aliança. Naara disse que ficaria com Cadu para eu ir para o hospital com Mel, mesmo assim resolvi esperar até à noite, quando Cristiano chegasse do congresso.

No sábado, 7 de abril, Cristiano foi para o congresso de carona e me deixou com o carro. Mel seguia molinha, só querendo dormir. Marquei à tarde no Salvador Shopping com Ramon e Cris do Bahia Down, também com Valcineide Teixeira, uma amiga que tenho como mãe, foi ela que me deu o primeiro emprego em Salvador, no ano 2000, nunca teve filhos e sempre me teve como filha. Ela foi com a mãe, dona Mary, a sobrinha Bia e a irmã Katinha.

Passamos a tarde no *shopping*. Mel só dormia, acordou pouquíssimas vezes. Cadu se divertiu muito com Ruan e Bia. No fim da tarde, fui pegar Cristiano em Itapuã, no congresso. Falei com ele que Mel não estava bem, que estava cansada, hipoativa, talvez fosse preciso colocar no oxigênio. Ele disse que no dia seguinte iríamos embora; em casa cuidaríamos dela. À noite, fomos para o Sal & Brasa churrascaria, com os amigos. Melzinha continuava ao meu lado, dormindo.

Eu estava muito preocupada com Mel. Há duas noites sem dormir, estava cansada, mas não conseguia relaxar. Então, coloquei o oxímetro no dedinho dela, mostrou saturação de 87, que é baixa e batimentos de 72. Mas ela tinha frequência fixa no marca-passo de 120 batimentos por minuto. Cheguei à conclusão de que a pilha do meu oxímetro tinha pifado, pois não estava marcando os batimentos certos. Testei em todos os dedinhos dos pés e das mãos, mas nenhum lia os 120 batimentos. Testei em mim, apareceu saturação de 98 e batimentos de 85. Fiquei intrigada com a situação.

Cristiano estava assistindo a alguma coisa com João, acho que luta do UFC. Quando ele veio para o quarto já era mais de meia-noite, eu estava lá acordada, olhando Mel dormir e muito preocupada. Cadu também já estava dormindo. Narrei a ele os episódios com o oxímetro, ele pediu para testar, colocou nela e os batimentos estavam 67 e saturação de 84. Primeiro ele contou a frequência respiratória dela, estava 42, falou que ela estava precisando de oxigênio. Falei que ia para o hospital com ela, mas ele falou para esperar amanhecer.

Foi então que pediu o estetoscópio e disse que contaria a frequência cardíaca dela. Começou a contar e foi ficando com cara de desespero, contava no pé, no pulso, meio que sem acreditar no que estava contando. Eu, já aflita, olhava para ele esperando a resposta. Foi quando ele me disse: "O oxímetro está certo, o marca-passo dela parou, o coração só está batendo 62 agora."

Eu dei um pulo do colchão, tirei a camisola em segundos e vesti uma roupa, disse a ele que estava saindo para o hospital. Ele disse para esperar, a bichinha estava dormindo tão quentinha, tão linda. Mas eu falei bem séria: "Você não está entendendo, Bliu, quem vai pro hospital com Mel agora sou eu, você vai cuidar de Cadu, que já está dormindo. Só quero que você me leve lá na porta onde o carro está estacionado".

Ele me conhecia, sabia que eu estava convicta da minha decisão. Sempre fui mulher de atitude e ação. Ele me levou até o carro e pediu que desse notícias assim que fosse atendida, falou que cuidaria de Cadu e ficaria com o celular ligado.

Cheguei ao Hospital Aliança antes de uma da manhã. Não gastei dez minutos no trajeto. "Melzinha está com pneumonia de novo, mãe?", perguntou uma das atendentes do hospital, assim que entrei pela porta de entrada, visivelmente angustiada. Quando falei que o marca-passo tinha parado, todos entraram em pânico, pediram regulação para a UTI. Dra. La Rúbia estava de plantão, ligou para um arritmologista para saber o que poderia ser feito, pois Mel era dependente 100% de marca-passo e, se ela tivesse uma parada cardiorrespiratória, não poderiam fazer nada.

Liguei para o padrinho dela mais de 30 vezes, liguei para a noiva Thita, não sabia mais para quem ligar, ninguém atendia. O padrinho dela é arritmologista e era o responsável atual por medir a carga do gerador do marca-passo, inclusive tínhamos medido em outubro de 2017 (se minha memória não estivesse falhando), a medição deu 2,78 amperes. Lembro que o padrinho dela falou que tínhamos até 2,5 amperes com tranquilidade, após essa medição, programaríamos uma cirurgia eletiva para seis meses.

A bateria do marca-passo tinha cinco amperes quando foi instalada em novembro de 2013, em quase cinco anos não tinha nem consumido a metade, foi feita para durar oito anos. Então, não tinha motivo para eu me preocupar. Conseguiram falar com o chefe da equipe do padrinho dela, Dr. Alexsandro, que orientou a colocação de um ímã sobre o gerador, que Mel aguentaria esperar amanhecer, que não morreria, que deixassem a mãe tranquila.

Eu estava com tanto sono, tão cansada. Foram pegar acesso em Mel, coletar sangue, todo aquele processo demorado até chegar à UTI. Quando chegamos à UTI, já eram quase cinco da manhã, eu estava exausta. A enfermeira Sâmara estava de plantão e disse não acreditar naquilo, pois a UTI estava lotada, deram alta a uma criança que estava mais estável porque tinham dois para entrar na UTI. Eles estavam discutindo qual era mais grave para internar, nesse meio tempo de decisão de qual internar, Mel chegou gravíssima e foi direto para o leito seis. Eu tinha paixão pelo leito seis da UTI pediátrica do Hospital Aliança. Era bem escurinho e eu conseguia dormir.

A cardiopediatra Dra. Zilma, que estava de folga, viu no grupo Equipe Mel (WhatsApp) o que tinha acontecido, falou por chamada com a UTI do hospital e seguiu direto para lá para atender a Mel o mais rápido possível. Por volta das sete da manhã, ela me comunicou que Melissa teria que ser operada imediatamente, que procuraria um cirurgião e checaria com o hospital se o centro cirúrgico estava pronto. Mas antes falou que intubaria Mel, pois precisava fazer alguma coisa por ela, para ajudar.

Nesse momento, liguei desesperada para Cristiano e ele foi para o Hospital Aliança imediatamente. Estava desesperada e chorando muito naquele momento. Lembro-me de que a Dra. Zilma apareceu com um dente na mão, dizendo que dois dos dentes da frente de Mel caíram na intubação, um ela estava me devolvendo naquele momento; o outro, perdeu. Comentei com a médica que os dentes já estavam molinhos e que não tinha problema. Todos os dentes de Mel nasceram na UTI, tudo bem que caíssem lá também.

Implorei a ela que transferíssemos Mel de UTI aérea para o Incor em São Paulo, pois não confiava em operar o coração de minha filha na Bahia, tinha péssimas recordações do implante do marca-passo, foi a pior cirurgia da minha vida, tinha trauma daquela paralisia cerebral adquirida, mesmo tendo sido no Incor o implante do marca-passo, eu queria ir para lá. Queria o Incor por ter uma tecnologia de ponta, com os casos mais graves do país sendo solucionados. Mas a médica foi firme comigo, falou que Mel não tinha teto para voar, que morreria, que não embarcaria numa loucura dessas. Mel seria operada lá mesmo, no Hospital Aliança. Chorei muito, liguei inclusive para a Dra. Filomena do Incor. Mas ela de lá não poderia fazer nada. Só rezar e torcer para que tudo ficasse bem.

O padrinho de Mel ligou pela manhã e demonstrou desespero na voz. Ele não atendeu a ligação porque estava no interior, em Cabaceiras do Paraguaçu, e tinha deixado o celular quase descarregado na sala. Quando ele chegou, fiquei em paz. Ele me prometeu que Mel não morreria naquela cirurgia, que estaria lá ajudando o cirurgião o tempo todo, que confiasse nele, cuidaria dela para mim. Era tudo que eu precisava ouvir, aquela promessa dele acalmou meu coração. Eu sempre confiei muito nele, além de ser excelente profissional, ele amava a "Dindinha" dele, sei que faria o impossível por ela. Ele sempre esteve presente nas situações mais difíceis e complicadas, sempre teve uma palavra de consolo para mim.

A dupla dinâmica Dra. Zilma e Dr. Alex Guabiru, o padrinho de Mel, escolheram o cirurgião Dr. Gustavo Melo para acompanhar, checaram todo o equipamento utilizado na cirurgia, parte burocrática no centro cirúrgico etc. Tudo pronto, muito nervoso e lágrimas abundantes da mamãe chorona, assim foi Melzinha operar pela sexta vez.

Fiquei grudada com Cadu e Cristiano o tempo todo, pedi muita oração a todos que a amavam.

A cirurgia acabou à noite, Cristiano e Cadu foram ver Mel, deram vários beijinhos nela e voltaram para Jacobina. Eu pedi que meu esposo arrumasse uma mala com minhas roupas de hospital (sim, eu tinha as roupas apropriadas para UTI) e mandasse no dia seguinte com meu carro por nosso motorista de sempre, Marcelo, que viveu comigo várias situações nas estradas com Melzinha, um anjo em nossas vidas.

Nessa mesma noite, Melzinha não teve condições de ser extubada, ficou bem desconfortável. Lembro-me de que era Reinaldo o fisioterapeuta de plantão, ele me avisou que Melzinha estava dando trabalho. No início da semana foi extubada, mas ficou muito desconfortável e precisou voltar para o tubo. Nunca tinha tido falha de extubação antes, fiquei apreensiva.

Ela foi melhorando e tentaram mais uma vez tirar o tubo. Novamente uma falha de extubação, não tolerou ficar sem o tubo, apenas no CPAP, uma máscara facial que cobre o nariz e a boca, a frequência respiratória ficou alta, ela estava com "tiragem de fúrcula". Foi intubada novamente. Eu me desesperei. Melissa não estava aguentando ficar sem o tubo, não respirava sozinha. Apareceu um edema no local do gerador do marca-passo, mas foi drenado e ficou tudo bem. Eu tinha tanto medo dessa cirurgia, tinha verdadeiro pânico dela.

Os dias foram passando e tentaram extubar Mel pela terceira vez. Mais uma vez, teve falha de extubação. Lembro-me de que Dra. Juliana foi a primeira a falar para mim: "Três falhas de extubação já é indicativo de traqueostomia". Quando ela falou isso, olhei para ela e disse que de jeito nenhum autorizaria.

Meu dilema começou aí. Minha filha entubada, sem conseguir sair do tubo, os médicos todos só falavam em traqueostomia, era a única solução no fim do túnel. Eu recusei, se fosse a única solução, não seria feita, ficaria sem minha filha. Vieram médicos, psicóloga, enfermeiras, fisioterapeutas, todos possíveis e imagináveis me falar sobre a possibilidade da traqueostomia e tentar me convencer. Mas era o meu limite, tudo na vida tem um limite, sempre pensei assim. Eu e meu esposo tínhamos bem claro que faríamos tudo por Mel, menos autorizar a traqueostomia, seria nosso limite.

Para mim, não era uma simples traqueostomia, seria uma condenação para Mel, ela ficaria presa num tubo assim como ficou dependente da gastrostomia. Melzinha não seria decanulada, o pulmão dela era fibrosado, ela já tinha tido mais de 23 pneumonias. Um pulmão cheio de cicatrizes conseguiria respirar sozinho? Seria muito difícil. Então, de que adianta ser criança, sem comer pela boca, sem correr, sem brincar, sem falar e, pior de tudo, sem poder nadar na piscina. De que adianta ser criança assim?

Essa ideia me matava, era o único momento que ela era criança como as demais, que ficava com os primos na água e não tinha diferença. Ela amava a piscina e eu amava estar com ela brincando na nossa piscina. Sem contar que ficaria ligada numa máquina respirando, eu precisaria de *home care*, não tinha como cuidar sozinha de Mel. Não poderíamos mais viajar, ficaríamos presas em casa.

Imagine todos na piscina brincando e Mel, sozinha no quarto, ligada num ventilador (aparelho de entubação), sendo assistida por um técnico. Quem seria feliz assim? Será que ela gostaria de ficar presa num tubo? Será que ela acharia legal não poder mais nadar na piscina? Será que seria feliz assim? Será que se pudesse falar, concordaria comigo? Creio que sim, nossa sintonia era imensa, ela certamente pensaria como eu.

Tive o apoio do Dr. Fábio Contelli, da Dra. Paula Azi, dos fisioterapeutas Tássio e Mariana, com o tempo a equipe foi me entendendo. Lembro que encontrei Dr. Contelli no corredor e ele me falou que meu raciocínio estava coerente, que não deixasse isso acontecer com Melzinha.

O tempo foi passando, eu frequentava a Mansão do Caminho toda semana, ia às palestras de Divaldo Franco. Numa das terças-feiras, fui e pedi para falar com Divaldo, precisava saber se estava correta minha posição de ser contra a traqueostomia. Eu era a terceira da fila, mas faltavam só 15 minutos para começar a doutrinária e não daria tempo para falar com ele, então a secretária perguntou se eu queria falar com Dr. Juan. Lembrei-me da minha amiga Naara falando que ele era maravilhoso, que Solana o conhecia, que ele era o provável substituto de Divaldo quando este desencarnasse. Não pensei duas vezes, levantei e disse que poderia ser Dr. Juan.

Séria, fingindo ser forte, mostrei um vídeo de Mel na piscina sorrindo e nadando comigo. Contei que ela estava na UTI e queriam fazer uma traqueostomia, que eu era contra. Já em lágrimas, perguntei a ele qual era o limite da vida humana. Estávamos na semana do Dia das Mães, eu só chorava.

Dr. Juan olhou para mim e contou que ele já tinha perdido uma filha na UTI há muitos anos, que doía muito, e ainda chorava a saudade da filha, mesmo tendo o privilégio da mediunidade. Disse também que o limite da vida humana vai até quando seus órgãos funcionam sozinhos, passou disso é tortura, não precisa. Falou também que a missão de Mel já estava cumprida, pois ela levou milhares de pessoas de todas as religiões a elevarem o pensamento a Deus em oração. Falou que eu também cumpri minha missão, pois aprendi o que é amor incondicional. Na Bíblia, quando Deus fala em dar a vida por outra pessoa, não é você morrer para a pessoa viver, o que ELE diz é que você vai abrir mão da sua vida para viver em prol de outra pessoa e ser feliz fazendo isso.

    Foi justamente o que eu fiz. Abri mão da minha profissão, da minha vida, para cuidar da minha filha em tempo integral, para amá-la e acompanhar toda a sua rotina de terapias e internamentos. Dr. Juan disse que nosso amor "transcendia", que era lindo de ver. Ele me disse que Melissa era um anjo, que ela não sofria como os humanos normais, que ela era diferente e que eu ficasse honrada de ter tido o merecimento de gerar um anjo, pois eram poucos encarnados na Terra. Disse-me que eu amasse outros filhos, os filhos de outras pessoas, pois eu era só amor, que eu precisava prometer a Mel que seria feliz quando ela não mais estivesse aqui, para ter o merecimento de estar com ela depois, pois eu sempre fui feliz e precisava continuar a ser. Falou-me tudo isso e me disse mais, falou que eu não autorizasse a traqueostomia, que eu estava certa na minha decisão, que entregasse a Deus, nosso Pai superior, que Ele resolveria, que entregasse Mel a Deus e confiasse, pois ELE agiria.

    Despedi-me chorando muito e pedindo que ele orasse por Mel. Nesse dia, Divaldo fez uma palestra linda sobre Mães, falou que ele sentia muito a falta da mãezinha dele. No final da doutrinária, falou o seguinte: "Vou dar quatro conselhos a vocês. Três já existem, um fica por conta do tio Di. Todos riram muito e ele seguiu. Primeiro: ame a Deus sobre todas as coisas, pois Deus é Deus. Segundo: ame e honre sua família e seu lar, pois estes serão sua base numa dificuldade. Terceiro: seja honesto, íntegro, correto, para ter paz de espírito e andar de cabeça erguida. Quarto e último, por conta de tio Di: tenham amigos, pois quem os têm nunca estará sozinho. Falem a todos que vocês amam, que os amam, pois o tempo não volta. Por fim, vão e estejam com Jesus, porque ninguém vai ao Pai senão pelo Filho. Então, fiquem com Jesus".

Eu, Naara e Kelly nos demos as mãos, chorando. Ainda tive o privilégio de sentir o perfume de rosas, que indica a presença de Joana de Angelis. Voltei leve para o hospital, mais segura do que nunca. Se antes eu não concordava, agora estava já pedindo papel para assinar dizendo que não autorizava.

Para aumentar ainda mais minha sensação de bem-estar, recebi a notícia de que Cadu estava a caminho de Salvador, de carona com meu colega Kércio, para passar o Dia das Mães na UTI comigo. Era uma emoção sem igual ter meu filho a meu lado, ainda mais em um dia tão especial. Eu sabia o quanto ele se sentia carente de mãe e como amava a irmã.

Lembro-me de várias situações que marcaram a relação de Cadu e Mel. Dentre elas, uma em que eu ainda estava grávida de Mel, com o diagnóstico da cardiopatia. Ele virou para mim e falou: "Mãe, não fica preocupada, quando Mel nascer, leva no consultório de tio Wa que ele resolve". Olhei para ele, que tinha apenas quatro anos na época, e expliquei que o tio Wa era cardiologista de adulto, não era cirurgião. Fiquei impressionada pelo fato de ele, tão pequeno ainda, associar que, mesmo o pai e o tio sendo médicos, quem cuidava do coração era o tio e não o pai.

Em outra ocasião, também com quatro anos, logo que Mel nasceu, Cadu começou a falar que queria ser "cilurgião do colação". Ele não falava o R, só falou as palavras corretas "cirurgião e coração" com cinco anos, antes disso ele era igual ao personagem "Cebolinha" da Turma da Mônica. Cadu sempre dizia que seria médico para curar a irmã. Explicava que não daria tempo de salvar a irmã, mas que ele poderia ser médico e salvar outras crianças e fazer a alegria de outras mães.

Em uma das várias internações da Mel em estado grave, eu estava muito preocupada e triste também. Ele, ainda pequeno, chegou pertinho de mim, me abraçou e falou: "Quando Mel morrer, eu vou chorar muito". Eu olhei para ele, comecei a chorar e falei que eu também ia chorar muito. Ele olhou nos meus olhos e disse: "Oxe mãe, quando Mel morrer, você e papai já estarão mortos, esqueceu que os pais morrem primeiro que os filhos?". Eu tive que sorrir diante de tamanha reflexão, concordei com ele e disse que ele estava certo.

Ele, ainda nesse mesmo dia, disse: "Mãe, quando você morrer, eu vou cuidar dela pra você. Eu só vou casar com uma mulher que goste dela. Se, por acaso, a mulher falar que não gosta da minha irmã pequena, eu vou virar para ela e falar: "Está tudo acabado, você não é digna de mim". Eu fiquei chocada com as palavras de Cadu. Ele sempre teve um vocabulário muito rico para a idade dele, talvez por conviver muito com adultos.

Cadu conseguiu amar Mel com o mesmo amor que nós pais dispensamos a ela, da forma que ele sempre foi amado e cercado de cuidados. Ele tentou fazer o mesmo com a irmã. Era lindo de ver o amor dos dois, a cumplicidade, muitas vezes éramos só nós três, porque Cristiano sempre trabalhou muito e Camilla (irmã paterna) era muito distante.

Naquele Dia da Mães, me dei conta de como meu filho estava crescido, viajava sozinho, sem os pais por perto. Assim como veio de carona, voltou também, agora com minha prima Alice Guerra. Nos três dias que passamos juntos, ele ficou comigo o tempo todo na UTI do hospital, tocou flauta para a irmã, tiramos muitas fotos bem grudadinhos, só saíamos na hora de dormir. Até acabei dando uma entrevista para o site Catraca Livre de São Paulo.

A visita de Cadu era como se fosse o remédio que faltava para Mel ficar boa, a cura pelo amor vinha por meio dele. Algumas vezes, as enfermeiras pediam que eu levasse Cadu para UTI. Ele viu Mel intubada, no CPAP, com acesso central, periférico, mil fios, que mal dava para ele beijar a irmã. Ele se acostumou com esse ambiente hospitalar, sabia colocar o oxímetro e checar a saturação, aferia temperatura, dava comida pela gastrostomia, só faltou aprender a aspirar, mas ficava ao meu lado quando eu fazia esse procedimento mais invasivo.

Ele foi se acostumando aos termos técnicos e pedia informação do quadro clínico da irmã. Certa vez, falei a Cadu: "Ah mãe (forma que chamo Cadu), estou tão preocupada, sua irmã está com congestão pulmonar novamente". Ele, com muita calma, no auge dos seus sete anos, olhou para mim e falou: "Fica tranquila, mãe, eles vão aumentar o diurético, colocar no CPAP e rapidinho nossa menina BU fica boa e volta para casa". Eu tive que concordar, era exatamente a conduta a ser adotada. Era tão comum para ele esse linguajar! Mas não foi fácil aquele mês de maio, estávamos passando os dias sem nenhuma luz em relação ao progresso de Mel. Foram feitos exames de laringoscopia e afins. Até que num desses exames viram que tinham granulomas na laringe que obstruíam a passagem da luz em 85%, como se fossem "cachinhos de uvas ou verrugas" que estavam na garganta de Mel e não deixavam o ar entrar e chegar aos pulmões. Tinha um diagnóstico de sinéquia e estreitamento de traqueia. Foi decidido por nova cirurgia, seria a sétima dela, para retirada dos granulomas e dilatação de traqueia como última tentativa.

Na Bahia, só tinham dois otorrinos especializados em laringe. Soubemos do Dr. Gustavo Cunha, um jovem médico que estudou na Suíça, muito capaz. Ele não atendia pelo Bradesco no Hospital Aliança. Tentamos transferir para o Hospital Santa Izabel, mas não conseguimos vaga lá, a UTI estava lotada, com pacientes entubados na emergência esperando leito. Então, meu marido pagou particular a esse médico para entrar na cirurgia de Melzinha.

Eu estava confiante. Lembro-me de que conversei com ele, explicou que Mel tinha muitos granulomas dos dois lados da laringe, que teria que operar de duas vezes, pois se tirasse tudo de uma única vez poderia ter uma reação inflamatória gigantesca. Falou também que tinha um granuloma que era maior que os demais, que ficava bem em cima na laringe e obstruía a passagem da luz em 85% (significa que o oxigênio só estava entrando 15% dentro dela). Ele estava otimista; eu mais ainda. Cheia de fé que tudo daria certo, sonhando com a extubação dia 28 de maio, aniversário de cinco anos dela.

Foram muitos os dias que orei de joelhos, que chorei naquela UTI e na gruta do hospital, elevando meus pensamentos em oração a Deus. Pedi a DEUS com muita fé que me desse o presente de ter Mel no aniversário de cinco anos extubada com sucesso. Todo esse tempo, tive o apoio dos amigos do Bahia Down, que iam ao hospital para rezarmos, para me fazer companhia, para levar coisas gostosas de comer. Tinha Regi, que lavava minha roupa toda semana, levava Thor (meu genro) para me dar beijo sempre. Naara sempre presente, passava todas as manhãs na UTI comigo e, todas as terças, íamos para a Mansão do Caminho. Leila e Verena também estavam sempre no hospital comigo. Pessoas que não me abandonavam.

Eram tantas pessoas que acho que minha memória falhará em lembrar todos os nomes. Minha madrinha, tia Olívia, ia sempre me visitar e almoçar comigo; quando sumia fisicamente, estava no celular. O pessoal de São Paulo conectado o tempo todo. Tia Rose e tio Everton chegaram a vir para Salvador numa das vezes em que Mel piorou muito. Chris, mãe de Juju, falava comigo todos os dias, tentava ajudar de alguma forma. Grace, uma amiga apaixonada por Mel, Renatinha, os amigos de Miguel Calmon, Jacobina, sempre conectados em busca de informações. Kelly aparecia sempre que eu estava piorzinha e sozinha. Recebi tanto apoio, tanta oração, que vocês não podem imaginar. Tássia, a terapeuta de Mel, ia todo sábado à noite orar conosco na UTI.

Mel foi operada em 23 de maio de 2018. A cirurgia foi um sucesso. O cirurgião Dr. Gustavo Cunha disse que conseguiu retirar todos os granulomas, pois tinham diminuído, e que o grandão que obstruía a luz em 85% tinha reduzido quase que completamente. Então, perguntei a explicação médica, pois sabia o que tinha acontecido. Ele disse que provavelmente o organismo absorveu os granulomas. Eu sorri para ele, disse que foi um milagre de Deus, pois quando Deus quer é assim, Ele age lindamente. Antes não existia essa fala de absorção pelo organismo, agora apareceram com essa hipótese.

Na minha cabeça estava tudo claro, mais um milagre de Deus para eu contabilizar. Lembrei-me de contar esse milagre a um médico do hospital, que me falou que nunca tinha visto Deus. Falei a ele, na presença da enfermeira Anyr, que também nunca tinha visto Deus, mas que rezava todas as noites e tinha muita fé. Eu acreditava em um milagre, mas se DEUS não fizesse um milagre na vida de Mel, Ele continuaria sendo Deus e eu seguiria tendo fé e crendo Nele.

Nesse pós-operatório, Melissa foi curarizada, usaram sedações pesadíssimas que derrubavam até leão e elefante. Ela estava com cinco sedações: Precedex, Ketamina, Dormonid, Fentanil e Curare. Impossível acordar. E a ideia era de que ela dormisse cinco dias intubada, para cicatrizar a garganta e garantir o êxito da cirurgia. Acredite se puder, Melzinha acordou com essa sedação *derruba leão*, se mexia, abria os olhos, só acalmava quando eu a beijava, mandava-a dormir que estava lá velando o sono dela. Eu pedia e ela obedecia.

Foi programada a extubação para 28 de maio, aniversário dela. Eu providenciei a festa de aniversário na UTI, comprei lembrancinhas, bexigas de unicórnio, encomendei um bolo de pasta americana com minha amigona de infância Indiara Kelly. E outro bolo com minha prima Ana Cristina Lanza. O pessoal do Bahia Down iria para a gruta do hospital rezar e celebrar a vida dela. Cristiano e Cadu não puderam estar no aniversário, pois teve greve dos caminhoneiros no Brasil todo e não tinha gasolina para ir a Salvador.

Cadu ficou arrasado, queria demais ficar com a irmã. Com muita tristeza, lembrou que no aniversário de quatro anos ela estava internada no Incor em São Paulo. "Nunca mais eu fui num aniversário de Mel", disse quase chorando. Partiu meu coração, fiquei muito arrasada, mas sem gasolina não tinha como se locomover do interior para a capital.

A fisioterapeuta do plantão que extubou Mel foi Fernanda Félix, nossa amiga desde o Santa Izabel, conhecia Mel desde bebê. A enfermeira Anyr ficou ao meu lado, a enfermeira Fernanda assessorava a fisioterapeuta Nanda Félix, Dra. Lara e Dra. Paula Azi em pé. A música "Incendeia Minha Alma", de Padre Marcelo Rossi, tocando, e todas nós tensas esperando o sucesso da cirurgia.

Eram 10h10 da manhã. Tiraram os esparadrapos, era chegada a hora; 10h11 da manhã, foi extubada. A expectativa era grande. Pedia a Deus que desse tudo certo.

Quando escutei a fala de Anyr: "Deu certo!", ajoelhei na UTI chorando e agradecendo muito a Deus, nem conseguia falar. Todas vieram me abraçar. "Olha aí o presentão de aniversário que você ganhou!", falou novamente Anyr. Foi uma extubação perfeita, fiquei imensamente grata a Deus por esse milagre. Sempre que me recordo desse dia, eu choro. Eu, ajoelhada no chão da UTI, chorando e falando obrigada, obrigada, obrigada, obrigada.

À tarde, fui pegar o bolo gigante de unicórnio na casa de Indy Kelly. Às 18h, entramos ao vivo no Facebook para que todos os amigos e familiares participassem do aniversário dela, tinha gente do interior, de São Paulo e de tantos outros lugares participando *on-line*. Nossa amiga Verônica, fotógrafa do Bahia Down, registrou todos os momentos. Cada foto mais linda que a outra.

Fui para o lado de fora da UTI às 19h30min para me encontrar com o pessoal do Bahia Down, Grace, Renatinha e Ana Cristina. Festejamos a vida de Mel, festejamos mais uma conquista, comemos, bebemos, rezamos, cantamos *parabéns*, só não tinha a Mel, mas eu estava a representando. Foi lindo e emocionante! O padrinho dela esteve na UTI, comeu bolo, deu parabéns a Mel, mas não me viu, pois eu estava na gruta com os convidados. Ele e Thita levaram um vestido de presente para ela.

A equipe da UTI deu de presente a Mel laços lindos. Dra. Zilma deu uma boneca linda, que acendia luz. Dani, enfermeira, deu um unicórnio de pelúcia. Paloma deu uma almofada. Mel ganhou muitos presentes. Todos do Bahia Down levaram presentes, enchemos a UTI. Meu sorriso estava tão largo, que estava sorrindo até com os olhos. Felicidade e gratidão me definiam naquele dia.

Um bolo ficou dentro da UTI e distribuímos para todos do hospital: porteiros, atendentes, pessoal da limpeza, nutrição, emergência etc. O outro ficou para o pessoal do Bahia Down e alguns amigos. Tenho aquele dia registrado na memória e numa agenda. Passei por momentos de muita dificuldade, precisei escrever para eternizar.

Deus é incrível! Deus é maravilhoso! Deus é o Cara! E minha fé se renova a cada dia. Já recebi muitos milagres de Deus, Ele me ama muito, ama a todos nós. A alta viria 20 dias após, o momento era de felicidade. Sentia-me agraciada por mais uma batalha vencida, por Mel estar bem.

Os meses que se seguiram foram maravilhosos, aproveitamos a piscina muitas vezes. Melzinha não voltou para a escola, Dra. Zilma achou melhor poupá-la do convívio com pessoas diferentes, pois ela esteve entre a vida e a morte. Passamos um Natal e um Revéillon maravilhosos, com nossa família, tia Rose e tio Everton vieram de São Paulo, contratamos banda com *show* ao vivo em nossa área da piscina. Foi um momento de muita gratidão e alegria.

No mês de janeiro saímos de férias, fomos para Itapetinga, depois para Itacimirim, Praia do Forte e Guarajuba. Aproveitamos o mar, a companhia de minha irmã Samara com o esposo e o filho Dudu. Cadu e Mel tomaram banho de mar, ficaram grudadinhos todos os dias. Encontrei velhos amigos durante a viagem.

Quando regressamos a nossa casa, recebemos a visita de uma amiga querida com a família. Laudy estava voltando de uma viagem e passou em Jacobina para ficar uma noite conosco, passeamos e aproveitamos muito esse momento. Como a Mel precisava refazer a gastrostomia, acreditei ser o melhor momento para a cirurgia, já que ela estava bem clinicamente. A comida estava vazando pela barriga, na inserção do *botton*. Ela já tinha feito esse procedimento antes, era bem tranquilo. A chefe da UTI, Dra. Lara, disse que Mel não deveria operar, porém toda a equipe médica autorizou. Era necessário corrigir a gastrostomia porque havia risco de broncoaspirar e virar pneumonia. Mel teve 25 pneumonias, várias seguidas de choque séptico, a equipe não queira arriscar.

Ela fez a cirurgia e extubou logo após, mas à noite Dra. Marli falou que precisava intubar Mel novamente porque ela estava desconfortável para respirar. Eu comecei a chorar e me desesperei, não aceitava que minutos antes ela estava deitada no sofá comigo, beijando e a abraçando e que agora ela seria intubada. Eu não sabia porque estava tão desesperada, eu já tinha passado por essa mesma situação tantas e tantas vezes, de todas elas Mel tinha se saído bem, risonha e saudável. Eu fui sozinha para Salvador com ela, porque era uma cirurgia simples.

Liguei para Cristiano chorando e falei da intubação. Ele mandava eu ter calma que tudo ficaria bem. Mas não ficou. Daí em diante, tudo deu errado. Mel teve infarto do miocárdio, precisou reoperar mais três vezes, fez hemodiálise, correu risco de trombose, não acreditava que estava passando por isso. Fui para a doutrinária na Mansão do Caminho e pedi para falar com Dr. Juan.

Chorando, coloquei ao Dr. Juan o estado grave da minha filha e que achava que ela não ia aguentar. Ele olhou para mim, disse que eu precisava ser forte, que o momento dela tinha chegado, que a situação era diferente de maio de 2018 quando estive lá. Falou que Mel tinha cumprido a missão dela e eu, a minha. Agora, eu só teria tempo para escrever numa agenda quem eu queria comigo quando ela partisse, quem deveria ser avisado e o que eu faria da minha vida após a passagem dela para outro plano, porque eu sentiria uma dor absurda e minha vida ficaria um vazio.

Eu, sabendo o que estava por vir, anotei tudo numa agenda e rezei todos os dias para ter forças, para Deus me sustentar. Nas últimas 24h dela, sonhei com ela, me despedi, ou melhor, ela se despediu de mim. No sonho, às 5h da manhã, estávamos as duas deitadas numa maca lado a lado e ela dizia, sorrindo para mim: "Eu vou desistir". Eu falava de forma firme: "Você não vai desistir, Melissa! Eu estou aqui fodida com câncer cuidando de você, não estou cansada, você não pode desistir". Nesse sonho nós duas tínhamos câncer, por isso estávamos deitadas na maca lado a lado. Mais uma vez ela sorriu: "Eu vou desistir". Firme, eu falava: "Você não pode desistir, Melissa, eu não estou cansada." Aí ela olhou para mim pela terceira e última vez, com olhar brilhante, cheio de amor, sorriu e disse: "Eu vou desistir". Nesse momento, acordei com todos os alarmes da UTI apitando. A enfermeira Sâmara, desesperada, dizendo que não sabia o que tinha acontecido, que precisou aumentar todos os parâmetros do ventilador, que ela não estava respondendo. Eu olhei para Mel e sabia que ela não estava mais ali.

Lembrei-me do sonho que, na verdade, foi um aviso de Deus para que eu me preparasse, o dia tinha chegado.

Ainda assim, liguei para o padrinho dela e para meu esposo, ambos pediram um raio x para ver o pulmão de Melzinha. Foi desesperador para mim. Minhas amigas do Bahia Down foram ficar comigo. Consegui me manter calma, serena, sofrendo minha dor em silêncio. À noite, o padrinho dela esteve no hospital, falou que ligaria para Cristiano vir imediatamente, pois não poderiam fazer mais nada. Dra. Lara me chamou para conversar, explicou todo o quadro de Mel, infelizmente não tinha o que ser feito.

Minhas amigas passaram a noite na UTI comigo, esperando Cristiano chegar. Depois das cinco da manhã, Mel fez a passagem dela, morreu em meu colo, eu abraçada com ela, beijando, alisando, agradecendo por tudo que ela fez por mim e prometendo a ela que seria feliz, que voltaria a sorrir para honrar tudo que ela me ensinou.

Meu esposo, chorando muito, avisou a família. Minha prima Núbia e minha amiga Naara entraram assim que ela morreu para me dar apoio, pedi que tirassem todos os fios e tubo de Mel para segurar ela sem nada. Abraçada ao corpinho dela, deitamos as duas no sofazinho que eu dormia, pedi que Cristiano tirasse nossa última foto juntas. Depois ele a abraçou em pé, como sempre fazia, chorando muito; também fotografei esse momento. Não acho mórbido, queria sentir a minha filha naquele momento: um momento meu e dela. Eu teria me arrependido se não fizesse isso.

Cadu não estava presente, preferimos que ele não visse a irmã morrendo, que guardasse as memórias dela sorrindo com ele, os beijos que ele dava, da carinha linda e feliz que ela tinha. Ele só tinha nove anos, faltava menos de um mês para completar dez anos. Daí por diante, eu só chorava, lembrava e chorava. Uma dor absurda que jamais pensei sentir. Meu dia de sofrer chegou e minha força estava sendo provada. Eu sou soldado de Deus, Ele confiou uma grande missão a mim, não poderia decepcionar meu Pai.

O enterro de Mel foi em Miguel Calmon, interior da Bahia. Cadu tocou "Aleluia" na flauta, as pessoas choravam muito, muita comoção pública. O meu luto não foi fácil, creio que nenhum é. Em alguns momentos, tive dor física, doía até para respirar. Meu esposo me examinou algumas vezes, mas era dor na alma refletida para dor física.

O que me ajudou muito foi ter engravidado um mês após a partida dela. Eu já ia fazer 40 anos, sempre quis ter outro filho, não quis fazer inseminação, optei por liberar e esperar Deus agir. Mas no fundo sabia que seria rápido e que Deus mandaria um bebê menino e saudável. Essa certeza do sexo do bebê eu tive desde o início, comentei com minha amiga Maria Carolina, que me ajudou a escrever o *blog*, ouviu minhas queixas, meus choros, foi minha cúmplice no teste de gravidez, esteve ao meu lado todo o tempo.

Dois momentos foram mais difíceis. Quando tinha uns dois meses da morte de Mel, que Cadu chorou muito, desesperado, falava que estava com saudade da irmã. Eu sozinha em casa com ele, só chorava, nem consegui consolá-lo.

Outro momento no dia de Finados, fomos ao cemitério e choramos ali no túmulo dela; eu, grávida, com barrigão. Não é fácil viver o luto, precisa ser muito forte. Precisa de apoio, de cuidado, carinho, atenção, de amigos, de família junto. Desejo, de todo coração, que você que lê este relato não viva essa dor. Mães não merecem sofrer tanto assim.

๑

Os laços de Mel

Os laços de Mel se tornaram um símbolo na sua curta passagem pelo plano terreno e por esse motivo escolhi como título do livro. A metáfora do "laço" que vai além da vida, que é capaz de unir sentimentos, de enlaçar pelo amor.

Toda pessoa que conviveu com Mel e vê laços se lembra dela com certeza. No hospital mesmo, quando estava internada, vivia ganhando laços. Ela tinha cada laço mais lindo do que outro. Eu tinha prazer em colecionar laços para Mel, em enfeitar seus cabelos lindos e lisos, os mais maravilhosos que já vi e cheirosos também. Amava combinar os laços com seus *looks*, até os óculos entravam na modinha da combinação. Tenho muita saudade de cuidar da Mel e de enfeitar os cabelos dela.

No aniversário de cinco anos, Mel recebeu uma caixa de laços de São Paulo, tipo blogueirinha, de uma seguidora minha, em pleno Hospital Aliança. Durante o tempo em que ela esteve no hospital, o pessoal da equipe enchia Mel de laço, cada um mais lindo do que o outro, com temas juninos e da Copa do Mundo.

Laços de Mel

Eu sinto saudade até da UTI, de estar internada com ela, da companhia das meninas da equipe, das histórias, da tensão das próximas condutas a serem seguidas, da hora da fisioterapia, dos banhos escondidos para lavar cabelo ao som de Flávio José (cantor de forró). Tanta saudade, meu Deus!

E quantas recordações também! Os laços diferentes de Paloma e Sâmara porque descombinar estava na moda. Fernanda Félix, fisioterapeuta, brigava para escolher o laço de Mel. Nanda, enfermeira, tão doce e meiga, também amava escolher laço para Mel. Todas curtiam as caixas de laços, sim, eu levava três caixas repletas de laços para o hospital. Dra. Stella também curtia muito e até presenteou Mel uma vez com lacinhos. As nutricionistas, técnicas, enfermeiras, fisioterapeutas e médicas enchiam Mel de mimos e de laços, um amor imenso.

Quando Mel morreu, ela tinha 214 laços no hospital e foi enterrada com três (um branco, um rosa e um lilás que a fisioterapeuta Nínive deu de presente ao chegar no plantão e pediu que colocasse na hora que preparassem o corpinho dela). Dei uns dois ou três para a minha sobrinha Clarinha, que não estavam na conta. Tenho 212 laços aqui comigo. As tiaras, dei para Mariana, melhor amiga de Mel, filha de minha amiga Naara.

Por mais que tentasse, eu sentia que não conseguiria me desfazer dos laços de Mel. Era como se eu estivesse perto dela. Os laços nos enlaçavam de alguma maneira. E eu era feliz por isso e por me sentir assim. Então, tive uma ideia. A princípio, algumas pessoas comentaram que a minha ideia poderia ainda mais estender meu sofrimento. Mas, por ser determinada e uma pessoa de ação, escolhi que faria o que tinha pensado.

Com um formato de coração, reuni os 212 laços e comecei a dar vida a um quadro. Entreguei a ideia a Dinha e Bodinho, não imaginava como ficaria o quadro depois de pronto. Confesso que chorei muito ao olhar as fotos da Mel com os laços. Uma foto era mais representativa que a outra e a saudade doía fundo no peito. Aquele sorriso, aqueles cabelos enfeitados com laços, quanta saudade!

A entrega do quadro foi uma surpresa. Dinha ficou me esperando na garagem com um quadro gigante, quase do meu tamanho, com todos os laços de Mel. As lágrimas correram em minha face, o coração acelerou, a respiração ficou forte. De alguma forma, tinha um pedacinho de Mel na minha frente, em um enorme coração. Amor de mãe e filha, infinito, único, sem barreira de tempo e espaço, vida ou morte.

Como diante de uma imensa tela, em capítulos, contava a história de Mel em cada laço que escolhia. Eu sabia que a história da minha filha começava a perpetuar e meu coração se alegrava. A passagem dela inspiraria outras crianças e eu, outras mães. Desde a gravidez de Mel, minha vida se tornou um livro aberto, para que todos pudessem vivenciar o dia a dia de uma menina com Down, suas terapias, os deságios, uma criança cardiopata, uma paciente de UTI, com muitas complicações ao longo da vida, que fez de mim uma Mãe de UTI, a mãe de Mel, minha nova identidade, a que mais me encheu de orgulho, de alegria, de satisfação e gratidão.

Mel foi um lindo presente que Deus me deu, ELE confiou a mim uma missão linda, sei que dei o melhor de mim, que desempenhei meu papel com maestria, meu coração tem paz de espírito e muita tranquilidade. Não tenho nenhum remorso, nenhuma culpa, fui a melhor mãe que Mel poderia ter. Lutei com ela, resiliente e sorridente, cabeça erguida perante as dificuldades e muito otimismo para que tudo desse certo.

Os laços de Mel ficarão para sempre, não só no quadro da parede, mas também nas palavras que agora deixo neste livro. Os cinco anos e oito meses que Mel viveu na Terra foram de puro amor e aprendizado, ela deixou um legado e me sinto na obrigação de perpetuar.

A saudade sempre vai existir, o vazio no peito por vezes vai aparecer, mas o tempo se encarrega de amenizar o sofrimento. Eu tenho o consolo da mente tranquila, de ter feito absolutamente tudo o que estava ao meu alcance enquanto mãe. Tenho orgulho da filha guerreira que tive, que enfrentava cirurgias, intubações, internamentos, pneumonias, transfusões, sempre com um sorriso no rosto.

Nós fomos felizes, muito felizes. As noites na UTI eram divertidas, eu sempre fazia amizade com a equipe médica. Nossas noites eram comendo chocolate, conversando, contando histórias, rindo, nos divertindo. Outras vezes, eu ficava lendo meus muitos livros espíritas, fortalecendo minha fé e aumentando meu aprendizado, buscando explicações lógicas para os fatos da vida terrena. Sempre gostei mais do hospital à noite, porque era vazio, silencioso, transmitia paz.

Posso dizer que eu e Mel fomos muito amadas e cuidadas nas UTIs em que estivemos e que criamos laços verdadeiros de amizade e de "querer bem". Esses laços e esse amor que transbordavam não eram apenas nas UTIs em que estivemos, mas na vida que vivemos juntas, com os profissionais que cuidavam de Mel, com os amigos que conquistamos, com minha turma do Bahia Down, que nunca nos desamparou, que esteve todo o tempo conosco, rezando, fazendo companhia, rindo, trazendo comida, indo ao centro espírita, passeando. Foi uma vida intensa, que não cabe remorso, não cabe insatisfação, não cabe revolta. Foi uma vida plena, bem vivida, cheia de viagens e de descobertas, cheia de amor e alegria. Sim, Mel teve uma vida muito feliz, ela teve tudo o que precisava nessa vida.

Sei que minha filha viverá sempre em meu coração, na minha mente, que se fará presente ao longo da minha vida, que ela estará sempre por perto e jamais vai querer me ver triste, pois éramos felizes e sorridentes, estávamos de bem com a vida em todas as situações. Serei feliz para honrá-la todos os dias de minha vida.

10

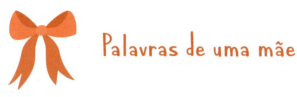

Palavras de uma mãe

Mudou muita coisa na minha vida desde a partida de Mel. Tive que aprender a viver sem ela, com um buraco no peito, lágrimas de saudade e fortalecimento na fé. Precisei aprender como se vive com um vazio tão grande no coração, com uma dor profunda que por vezes parece física. Mas tudo passa, não é mesmo? Busco acreditar nisso para continuar vivendo por Cadu e Felipe.

Aprendi a sorrir e ser feliz novamente, aprendi de fato a conviver com a dor. Creio que me tornei mais forte, mas também mais fria, porque a dor do outro não dói mais em mim como doía antigamente, penso que, se eu suporto uma dor tão intensa, todos são capazes de suportar suas dores. Cada dor é única, cada uma é de um jeito, a minha é gigante, mas só é gigante para mim, assim como sua dor, seu problema, só é gigante para você.

Sempre tive uma comunhão muito forte com Deus, por muitas vezes orei chorando e ELE me deu respostas, foi generoso comigo, deu motivos para sorrir e seguir em frente, me fortaleceu quando eu estava desmoronando.

Por isso, eu acredito que um dia estarei com Mel novamente e que poderemos viver intensamente o amor que sentimos uma pela outra.

Depois que Felipe nasceu, resolvi retomar minha profissão de Turismóloga e reabri minha agência de viagens. Continuei no meu Pilates, que é meu estilo de vida. Sigo ouvindo meu forró. Passei de novo a cuidar de mim. Aprendi com Mel que, se eu estiver bem, tudo a minha volta estará também. Não é egoísmo pensar em você, cuidar de seu corpo e de sua mente. Mais que isso, é prova de maturidade, de saber lidar com as situações e tirar o melhor delas.

Eu precisava acalmar a minha dor, mas tinha que encontrar a minha melhor terapia. Com psicólogos, não deu muito certo. Então, surgiu a ideia do *blog*. Relembrar minha história com a Mel, escrever cada passagem, reescrever cada sentimento fez com que eu chorasse a minha dor e, ao mesmo tempo, recebesse mensagens de consolo de amigos, até dos distantes.

Nesse momento, percebi o quanto a escrita é terapêutica, o quanto nos faz entender quem somos, o que sentimos e o quanto a dor é intensa em nosso coração. Faz também com que o aprendizado seja maior e, pelo exemplo, podemos reconhecer no outro a ajuda que buscamos.

O mundo não é perfeito, não é um mar de rosas, todos têm problemas, sofrimentos, dores, saudades. Mas precisamos ser otimistas e ver o lado bom da vida, tirar proveito do aprendizado que só o sofrimento é capaz de nos trazer e buscar formas de abrandar a dor. Só assim evoluímos, passamos a olhar a vida com outros olhos, vemos que nossas lutas são grandes e possíveis de vitórias, que existe um DEUS vivo que nos ama e protege, que nos permite sermos melhores a cada dia. Isso é evolução, aprendizado, maturidade.

Para as mães que perderam seus filhos, só uma coisa a falar: a saudade só aumenta, mas as lágrimas diminuem, aprendemos a viver com nossa dor, aprendemos a ser gratos a Deus e entender que SEUS planos sempre são maiores e melhores que os nossos. Para quem nunca sentiu essa dor, espero que nunca passem por ela.

Beijem e abracem os filhos de vocês, sejam presentes nas vidas deles, não deixem de fazer nada por eles, não tenham remorso. Eu não tenho remorso nenhum em relação a Mel, fiz tudo que pude o tempo todo, isso serve de consolo em meio à dor profunda.

11

Palavras de uma mulher

Nós, mulheres, quando nos tornamos mães, tendemos a nos sentirmos mais culpadas, ficamos mais preocupadas com a opinião alheia. Quando dedicamos um tempo para cuidar das unhas e cabelos, ouvimos logo uma piadinha, se vamos a uma festa com o marido ouvimos outra piadinha, como se "mãe" deixasse de ser mulher, deixasse de ser esposa, como se nossa única obrigação fosse ficar cuidando das crias. Pior quando interiorizamos esses comentários maldosos e nos fechamos num casulo, ficamos em casa vivendo em função dos filhos e se anulando para o mundo.

Com a maturidade adquirida ao longo dos anos, aprendi a dizer não, a ter meus momentos a sós, com amigas, com família, com o que me faz bem. Aprendi que primeiro eu preciso estar bem, só assim poderei ajudar ao próximo. Afinal, as críticas sempre vão existir.

Se você viaja com o esposo e deixa os filhos, falam que você é péssima mãe. Então, o fato de ser mãe te proíbe de viajar "em lua de mel" com seu esposo? Se você vai para a academia, falam que você cultua seu corpo e nem dá importância para os filhos. Podemos cuidar da saúde física e mental, ser mães, mulheres e esposas, temos a capacidade de desempenhar quantos papéis tivermos vontade, porque somos mulheres e temos essa capacidade.

Nunca me senti culpada em ir ao meu Pilates, fisioterapia, ao centro espírita, sair com amigas para comer, ter uma tarde de salão cuidando da beleza, viajar com o esposo ou curtir minha piscina. Eu preciso disso para estar de bem com a vida, preciso desse fôlego para cuidar dos meus filhos, com sorriso no rosto, com disposição, alegria e bom humor.

O fato de eu me permitir viver esses momentos não me tornou uma mãe negligente e omissa. Eu penso muito em Mel, na rotina puxada que nós tínhamos com várias terapias e muitos internamentos, horários para medicação de 2 em 2 horas, alimentação de 3 em 3 horas e mesmo assim estávamos sempre felizes, alegres. Eu tinha tempo para sair, dançar meu forró, tomar meu vinho, fazer meu Pilates, dar atenção aos amigos e familiares, uma energia maravilhosa que nós carregávamos juntas. Felicidade que exalava.

Aprendi muita coisa nessa vida, uma delas eu friso sempre: 'Quem quer dá um jeito; e quem não quer dá uma desculpa". Eu achava tempo para tudo, listava minhas prioridades, fazia o que o tempo permitisse e me sentia bem assim. Graças a Deus aprendi a dizer NÃO quando me sentia invadida, quando ajudar ao próximo me prejudicaria. Infelizmente só a maturidade traz isso.

Quando eu era jovem, era capaz de me prejudicar para

ajudar o próximo, hoje não cometo mais esse erro, ser egoísta em algumas situações não é feio nem errado.

Você pode ser boa sempre, mas um único dia que você disser não, todos os outros serão esquecidos e será taxada de ruim. Então, é bom filtrar até onde ajudar o próximo te prejudica e se impor, quando for necessário.

Sejamos sábios, saibamos apreciar a companhia de quem gosta de verdade de nós, quem faz questão de estar por perto. Se permita ser feliz, amar e ser amado. Valorize sua família, seus amigos, seu lar, o que o cerca. Use menos o celular, converse com quem está ao seu lado. Seja grato a Deus por tudo, tenha fé, ore todos os dias, se conecte com Deus. A vida é tão efêmera, viva o hoje como se o amanhã pudesse não chegar, seja intenso e verdadeiro. Não são só palavras, eu realmente creio nisso e pratico sempre que possível. Não somos perfeitos, mas nossos erros servem de lição, aprendizado, fazem parte da nossa trajetória na escola da vida.

12

Um laço de amor

Ao longo dos meus 40 anos, conheci muitas mulheres que, como eu, tornaram-se mães, fizeram, e fazem coisas inimagináveis pelos seus filhos, coisas que só uma mãe seria capaz de fazer. Admiro todas as mulheres que fazem a diferença na vida de seus filhos, que são parceiras o tempo todo e em todos os momentos.

Eu sei que nem toda mulher tem aptidão para a maternidade, não julgo, ninguém é igual a ninguém, mas admiro as que são mãezonas, leoas, que enfrentam o mundo pelos filhos, que estão ao lado deles em todas as situações, que perdem noite cuidando de suas dores e, no outro dia, mantêm o bom humor, mesmo estando acabadas por dentro. Só quem é mãe entende o significado de um laço de amor.

Meus filhos, cada um a seu jeito, me ensinam lições de vida dia após dia, situação a situação. Digo sempre que sou abençoada por ter anjos ao meu lado, que me mostram a luz sempre que acho que entrarei na escuridão. Em cada palavra, em cada gesto, em cada olhar, sinto a fortaleza que preciso para levantar da minha cama e caminhar, confiante que sempre terei braços amorosos para me abraçar ao final de cada dia quando regressar para minha casa.

Hoje vejo a minha vida de forma diferente, consigo enxergar as situações de outra forma, mas com a mesma emoção do dia do nascimento de cada um dos meus filhos. Minha filha pode não estar presente fisicamente, mas está envolta em tanto amor no meu coração; mesmo distante de corpo, somos uma só de alma. Aprendi que tenho que ser mais forte para fortalecer os que estão a minha volta. Deus me deu a incumbência de cuidar de três filhos e, por eles, sinto-me orgulhosa do meu papel e feliz de ter cumprido minha missão com a Mel com tanta intensidade.

Com Cadu, aprendi o amor incondicional, de deixar a carência de criança de lado para ceder lugar à irmã que precisava de atenção mais do ele. Aprendi a ser forte para sempre voltar para casa e recebê-lo em meus braços e dizer a ele o quanto o amava e era especial em minha vida.

Com Mel, aprendi o significado de resiliência, a aceitar tudo que DEUS mandou para mim, sei que SEUS planos são melhores e maiores que os meus. E acreditem, rezo todos os dias para ELE agradecendo por ter trazido minha felicidade de volta, por ter me permitido ser feliz mais uma vez. Não posso mudar essa situação, não posso trazer Mel de volta, então eu aceito a minha condição atual, amo meus dois filhos e vivo por eles.

Com Felipe, aprendi a recomeçar, a dar nova chance para a vida, a acreditar que sempre estarei amparada. Ele é a alegria de um tempo que surge, é a esperança, é a certeza de que a vida pode ser diferente. Cada descoberta dele nos enche de alegria, a descoberta dos alimentos, os primeiros passos, os sons que emite, tudo novo, nem sabíamos como era viver isso novamente. Estamos plenos de amor e gratidão.

13

Mensagem de Cadu para Mel

Mel, eu sinto saudades suas a todo momento. Esse mês precisei ser socorrido pelo Samu após uma queda e eles colocaram oxímetro em mim, tiraram um pouco do sangue do meu dedo para medir a glicemia e tudo isso me fez lembrar de quando papai e mamãe faziam isso com você.

Eu sinto falta de tudo em você, mas principalmente da sua risada.

Se eu pudesse te dizer alguma coisa agora, te diria para não ficar triste quando nos visse chorar, porque é difícil aguentar tanta saudade e não queremos fazer mal nenhum a você.

Estamos muito felizes com a chegada de Lipinho, mas nunca seremos felizes por completo, porque sempre faltará você.

Não importa o que aconteça, você sempre estará em meu coração.

Pra sempre minha Menina Bu!

Te amo!

Cadu

14

Nossa sintonia

Não sei fazer poema, mas resolvi arriscar.

Tudo na vida tem um preço, eu resolvi pagar.

Preço alto muitas vezes, mas juntos chegamos lá.

Tínhamos uma sintonia invejável, nos conhecíamos pelo olhar.

E que olhar!

O olhar mais profundo

que meus olhos já puderam encarar.

Você dizia tanto, sem nada falar.

Quanta saudade eu sinto ao acordar,

dói às vezes até para respirar.

Tê-la em meus braços, uma saudade que não consigo sanar.

Que dor é essa? Parece que nunca vai acabar.

Como não chorar? Como não se lamentar?

Mães não mereciam por essa provação passar.

Que missão difícil!

Que deserto imenso para atravessar!

Mas existe o lado bom, nosso Deus a nos guiar,

arrumando alguma forma de sempre nos conectar.

Voa alto, Melzinha, mamãe estará aqui a desejar,

que o tempo passe bem rápido

e que logo possamos nos encontrar,

na terra, no céu ou mar, pode ser em qualquer lugar.

Você sempre estará viva no meu pensar e enquanto o sol raiar.

Te amo eternamente!

Você habita em nosso lar.

15

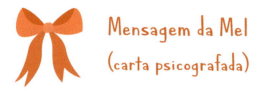

Mensagem da Mel
(carta psicografada)

Quem me conhece há mais tempo sabe que tenho muita fé em Deus. Oro todos os dias, faço preces, ouço louvores gospel, vou à missa da igreja católica e frequento o centro espírita sempre que tenho oportunidade. Mas foi na Mansão do Caminho, em Salvador, que me foram reveladas várias situações e todas se concretizaram.

Eu já tive provas de que existe vida após a morte, que nunca estamos sozinhos e que o acaso não existe. Acreditar no Espiritismo e estudar sobre ele não me faz uma pessoa melhor ou pior que ninguém. Respeito todas as religiões e quero que respeitem o fato de eu ser simpatizante da doutrina espírita, pois foi graças a isso que encontrei respostas plausíveis para todos os meus questionamentos. Afinal, Deus é o mesmo, prega amor, caridade e perdão.

Quero compartilhar a mensagem psicografada que recebi da Mel por intermédio de um médium de um centro espírita de São Paulo, no dia 20 de fevereiro de 2019. Mel me enviou essa mensagem para acalmar meu coração. O fato de saber que ela, enquanto espírito agora, está bem me conforta, mas não diminui minha saudade nem a vontade de chorar.

Segue a carta na íntegra e as fotos com a carta psicografada no dia em que recebi.

Mamãe, hoje estou bem. As amarras que tinha em meu corpo, aqui não as tenho. Quantas vezes falei com o olhar pra você e você me entendeu, me entendendo sempre com um amor que é de mãe.
Aqui não tenho as deficiências que carreguei em vida. Estou feliz, cumpri minha missão. Estive onde pedi e com quem pedi, agradeço às pessoas que estiveram comigo. Não fique triste, estou bem. Amo vocês e muito a todos. Um beijo gostoso em todos, em especial no Cadu, outro anjo em terra.
Muitas foram as dificuldades, mas cumpri minha missão. Obrigada, amo vocês todos. Papai, tios e tias, agora não é hora de tristeza. Estou bem e cuidarei de vocês.
Obrigada pela oportunidade de cumprir minha parte da missão, que não acaba aí, podem ter certeza! Estou bem. Obrigada a todos! Toda a luta não foi em vão. Vivam por mim, pois viverei eternamente com vocês.

Mamãe, hoje estou bem as amarras que tinha em meu corpo aqui não as tenho, quantas vezes falei com o olhar para você e você me entendia, me entendendo sempre com o amor que é de mãe.

Aqui não tenho as deficiências que carreguei em vida.

Estou feliz, cumpri minha missão, estive onde pedi e com quem pedi. Agradeço às pessoas que estiveram comigo.

Não fique triste, estou bem, amo vocês e muito a todos. Um beijo gostoso em todos em especial no Cacá, outro.

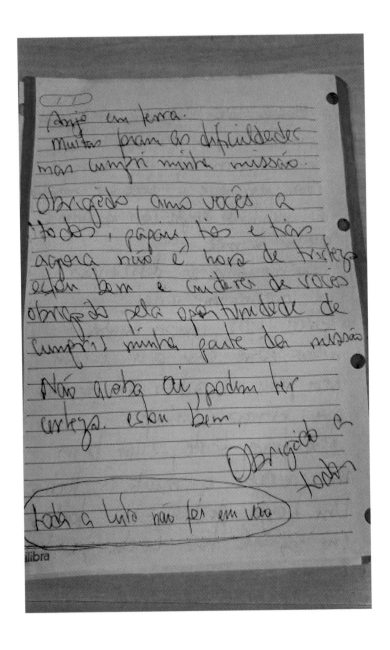

Mirela Miranda Nobre

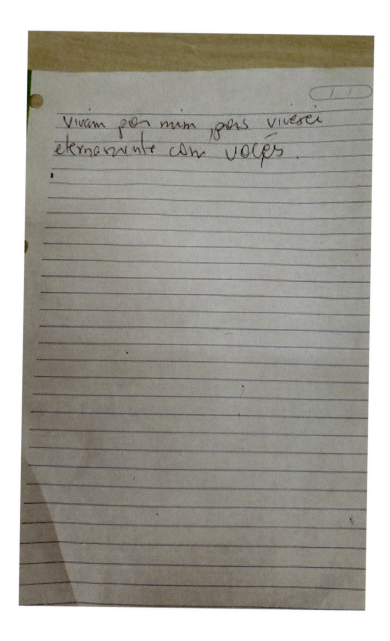

16

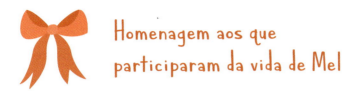

Homenagem aos que participaram da vida de Mel

Eu não poderia escrever um livro contando a história de Mel sem agradecer as pessoas que cruzaram nosso caminho, que me ajudaram nessa trajetória nem sempre fácil, mas de muita luz e aprendizado.

Dr. Lúcio Requião, médico do Hospital Albert Einstein, em São Paulo, meu conhecido desde a adolescência, conterrâneo de Miguel Calmon, gratidão por me confiar as melhores indicações de médicos e hospitais para operar Mel e ser presente com mensagens torcendo pela saúde dela.

Gratidão a minha prima Jane Pontrelli, um anjo em forma de mulher, por ficar comigo em Salvador quando Mel nasceu, organizar tudo em São Paulo, desde consultas médicas a cartão do SUS. Além de pegar eu e Mel no aeroporto, nos hospedar, nos encher de amor e cuidados, assim como todos os seus familiares fizeram por nós, sem deixar que nada nos faltasse.

Gratidão a Cláudia Trevisan, uma amiga de minha prima Jane, minha amiga também, que se prontificou a ajudar no que fosse preciso. O dia em que apresentamos Mel na igreja evangélica que ela congrega em São Paulo foi muito emocionante.

A Harry, nosso querido Dr. Alex Guabiru, um dos melhores cardiologistas da Bahia, gratidão por ser esse amigo tão especial, que cuidou da Mel como se fosse um segundo pai. O padrinho presente e amoroso, que nunca mediu esforços para ajudar, que tinha as palavras mais confortantes e o otimismo à flor da pele. É conhecido por todas as equipes médicas dos hospitais em que Mel se internou: Incor, Santa Izabel, Aliança. Ele assistiu a muitas cirurgias, procedimentos invasivos, me consolou quando Mel teve o primeiro choque séptico em São Paulo, batizou-a na capelinha do Incor, acompanhou seu marca-passo em consultório, era o porta-voz do estado de Mel nos corredores dos hospitais, sempre tão carismático, encantando a todos.

Gratidão às profissionais de cardiologia do Incor: Dra. Paulyne, Dra. Renata, Dra. Fabi e a amada Dra. Luísa Kalil, amiga que sempre esteve presente via rede social ou celular, acompanhando todo o desenvolvimento de Mel e pela mensagem emocionada que enviou para que eu postasse no blog de Mel em lembrança do aniversário de seis anos dela.

Gratidão à Dra. Ana Maria Thomáz, médica do Incor, que cuidou da Mel do nascimento até a partida. Uma profissional brilhante e tão acolhedora.

À Dra. Filomena Galas, chefe da UTI do Incor, e a toda a equipe da REC, UTI do pós-operatório, minha gratidão por todo o acolhimento que eu e minha filha tivemos durante nossa estada no hospital, pelo carinho da Dra. Filomena nos momentos mais críticos da saúde da Mel, pela presença humana muitas vezes mais que a da profissional. Dra. Solimar Grande, intensivista que cuidou da Mel e mergulhadora por paixão, gratidão pelas conversas durante seus plantões, pelas histórias de viagens e das maravilhas do fundo do mar. Sua amizade é muito importante para mim. Gratidão à Dra. Marcinha, à Dra. Ana Carolina, à Dra. Miriam, à Dra. Carol e à Dra. Vanessa, por todo carinho que recebi de vocês, pelo profissionalismo, pelas palavras de apoio, presenciais ou por meio do blog.

Gratidão à enfermeira Daniela Nicolau, que também colocou o nome de Melissa em sua filha em homenagem à minha Mel. À enfermeira Gabriela, da auditoria do hospital, agradeço pelo iogurte dado à Mel, com autorização da Dra. Filomena, mesmo levando uma bronca da nutricionista Letícia. Aquele dia marcou minha vida. Te amo, Gabi!

Gratidão à enfermeira Vivi que, mesmo estando no Canadá, não deixou a distância nos separar. À enfermeira Taty, agradeço pelos penteados que fazia na Mel e deixavam-na ainda mais linda. À minha querida Rosana Ruiz, enfermeira-chefe, gratidão pela nossa amizade, pelos conselhos e por nunca me desamparar.

Gratidão a todas as técnicas da UTI, em especial à Thaís Pellegrini, que foi me visitar na Bahia; à Erinéia, agradeço pelas conversas durante os plantões, pelos lanches e por me socorrer quando precisei de auxílio médico; à enfermeira Grazi, por toda a ajuda que me deu quando precisei.

À técnica Fátima, que me incentivou a escrever um diário com a trajetória da Mel, a enfeitar minha filha e a aproveitar cada segundo que estivesse ao lado dela, agradeço por me ensinar a ser uma mãe de UTI, pelas conversas, pelos conselhos e por me ajudar a descansar cuidando da Mel em seus plantões.

À Ana Carla, técnica da UTI, terapeuta de *Reiki*, carinhosamente apelidada de "minha bruxinha querida", gratidão por ser tão especial enquanto profissional e ser humano, por adivinhar o que Mel estava sentindo, por usar a cartomancia para me acalmar e pelo livro de própria autoria que me presenteou.

Às gêmeas Ana Cláudia e Ana Flávia, técnicas de enfermagem, gratidão por escovarem os cabelos de Mel e serem tão carinhosas com ela. Eu levei para a minha vida a dica de secar os cabelos para não os estragar.

Gratidão às fisioterapeutas Denise – pelos conselhos de mãe e pelo abraço mais acolhedor, Dani – pelo encanto que trazia no olhar, Clarice, Kelly, Camila e Élina – por serem tão carinhosas comigo e com a Mel.

Ao anestesiologista Dr. Flávio, à cirurgiã Dra. Raquel e ao Dr. Marcelo Jatene, gratidão por serem tão maravilhosos.

À fonoaudióloga Helô, a primeira fonoaudióloga de Mel, gratidão pela atenção dada à minha filha, pelas sugestões de tratamento e por sua presença em nossa vida.

Aos profissionais do Hospital Santa Izabel, Dra. Monalisa, Dra. Paloma Cheab, Dr. Maurício, enfermeira Ana Paula, técnica Deise, gratidão por todo carinho que deram a Mel e a mim.

Aos profissionais do Hospital Aliança, Dra. Zilma, Dra. Lara, Dra. Paula Azi, Dr. Luís, Dra. Stella, Dra. Luanda, Dra. Marli, Dr. Fábio, enfermeiras Paloma, Sâmara, Fernanda, Daniele, Verônica, gratidão por todas as vezes que me fizeram rir com os penteados na Mel, pelo carinho e pelo acolhimento, pelos chocolates e pelas conversas. Vocês tornaram nossa vida mais leve e mais doce.

Gratidão a Sol e Cris, pelos melhores banhos da UTI na Mel, por cuidarem tão bem dos cabelos dela, pelas músicas de forró que embalavam as brincadeiras para espantar a tristeza. Agradeço também à Cida e Paulinha, meus anjos fardados.

Aos fisioterapeutas Tassinho – o mais carinhoso de todos, André – pelas conversas sobre logística e por explicar como se organizava para criar tantos filhos com dignidade, Aline, Mariana, Cléa, Fernanda – profissionais e mães amorosas, Nanda, mãe de Marina – por não deixar ninguém escolher o laço de Mel, e ter a paciência de selecionar um entre os duzentos que tinha guardado para enfeitá-la, Cleinha – por ser meu apoio quando Mel partiu, e Nini – por cuidar dos últimos momentos da Mel, pelo laço que enfeitou seu corpinho, sendo um deles o lilás, presente que deu a minha filha com tanto carinho assim que chegou na UTI e soube de sua partida.

Gratidão à Marilu, amiga amada, por ser sempre muito presente e por indicar o médico que foi minha salvação, o querido Dr. Carlisson, divisor de águas em minha vida, que conseguiu descobrir a imunodeficiência de Mel para pneumococos, tratou com imunoglobulina e, só depois dele, que eu soube o prazer que era passar três meses seguidos em casa. Ele acha o máximo que o apelidei de "Melhor de todos".

Gratidão à Dra. Zilma, à Dra. Lara e à Dra. Paula Azi, pelo profissionalismo, pela capacidade de observação nos gráficos de internamento e pelo acolhimento por meio das palavras e do conhecimento. Vocês são mulheres incríveis, inteligentíssimas, muita sorte nossa ter cruzado o caminho de vocês.

À fisioterapeuta Arylma, gratidão por ajudar a Mel quando ela piorava, por ser minha amiga e companheira diária, por trazer sua família perto da minha e juntos formamos uma grande família que se ama e se ajuda. À Tássia, terapeuta ocupacional, agradeço pelo profissionalismo, pelas orações e pela presença constante na UTI, por todas as ferramentas e técnicas que buscava incessantemente para fazer com que Mel evoluísse, e por chorar comigo quando a Mel partiu. Te amo muito, minha irmã de alma!

Gratidão à fisioterapeuta Marina, minha prima, pelo profissionalismo, pelo carinho com que tratava a Mel, pelos doces e pelas risadas que permeavam as sessões, pelo esforço em melhorar a vida da minha filha. Por todos os cursos que sempre buscou fazer para ser melhor a cada dia. Sou sua fã.

Às fonoaudiólogas Ana Krycia, Samara e Mirla, gratidão por tudo que fizeram a Mel, pela busca incessante de técnicas diferentes para ajudá-la durante o tratamento, por terem dado a oportunidade de Mel comer pela boca, mesmo que só para sentir o sabor.

A Marcelo, companheiro pelas estradas de Jacobina a Salvador dirigindo o carro, não se opondo a dia, horário ou mesmo cansaço, por todo carinho que tinha pela Mel e por todo o cuidado nos momentos mais difíceis em que ela estava com oxigênio, gratidão, meu amigo, e que Deus o abençoe por tudo que me ajudou.

Um agradecimento especial à APAE de Jacobina, aos membros do Bahia Down e à minha família paulistana, que fizeram a diferença em minha vida, por meio de abraços, acolhidas humanas, orações e amor ao próximo. A cada funcionário e amigo que esteve na minha vida e na de Mel, que sejam abençoados por Deus.

As duas babás Nívia e Rosana que, em épocas distintas, amaram minha filha como se fosse delas, que enfeitaram, beijaram e cuidaram com cuidado e devoção, que sofreram minha dor e sentiram essa perda como sendo delas também. Vocês são especiais para nossa família.

À minha família baiana, Soares – Miranda – Silva Nobre, gratidão por tanto amor, cuidado e carinho com Cadu, com Cristiano e comigo, durante toda a trajetória que percorremos pela saúde da nossa pequena Mel. Sem vocês teria sido muito difícil suportar a falta de Cadu. A certeza de que vocês estavam cuidando dele para mim me trazia paz e tranquilidade.

Ao meu marido, meu amor, meu parceiro, meu suporte, minha força, só consegui vencer por tê-lo ao meu lado. Ao meu Cadu, seu amor foi a fonte de toda a minha fortaleza, meu escudo para vencer a batalha imposta pela vida.

Galeria de fotos

Mirela Miranda Nobre

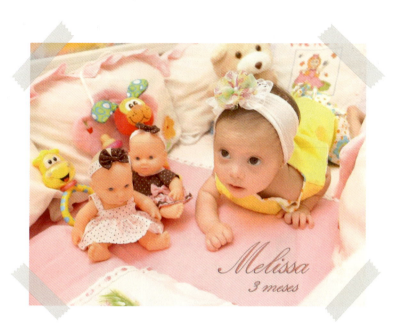

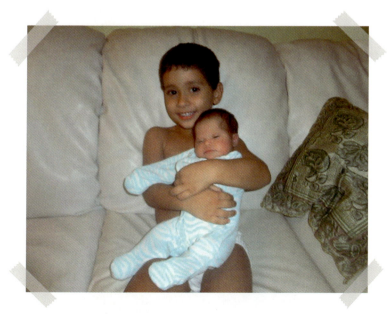

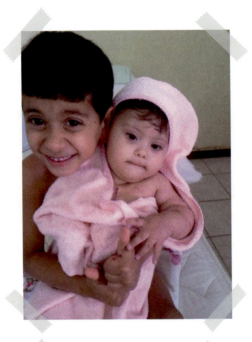
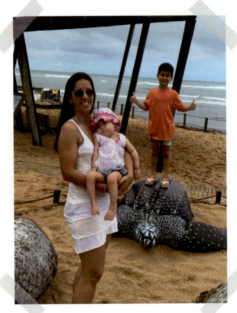

Mirela Miranda Nobre

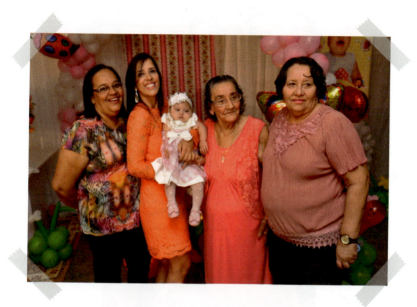

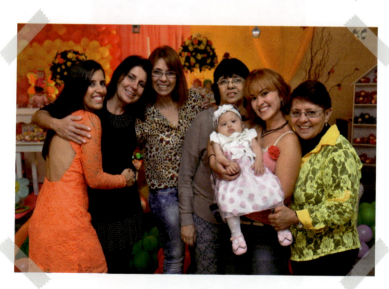

Laços de Mel

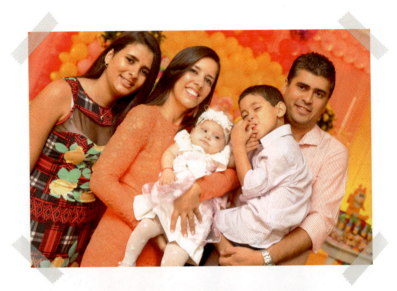

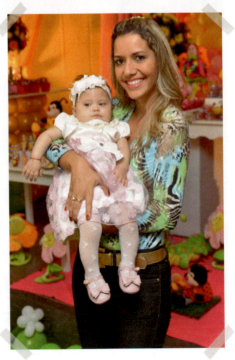

Mirela Miranda Nobre

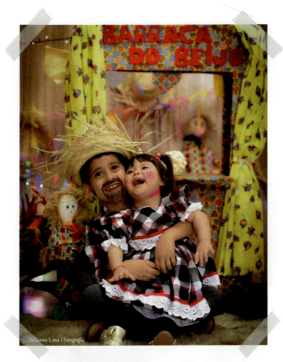

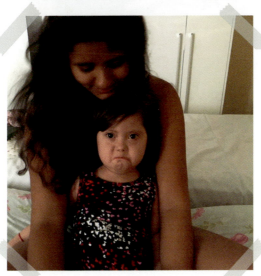

Laços de Mel

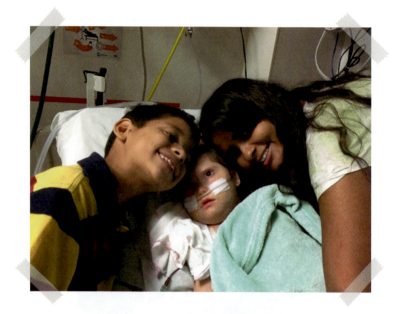

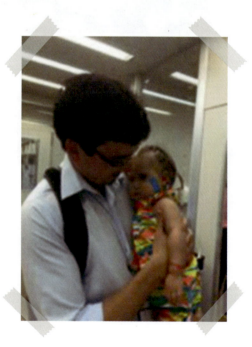

Mirela Miranda Nobre

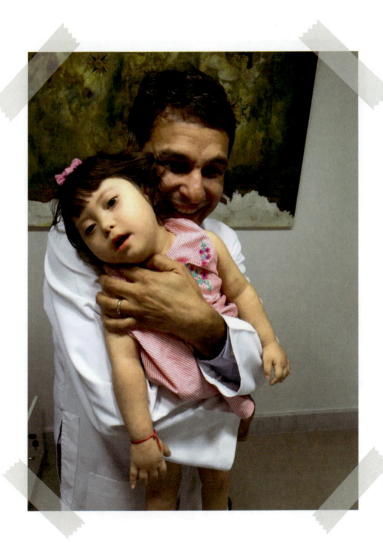

Laços de Mel

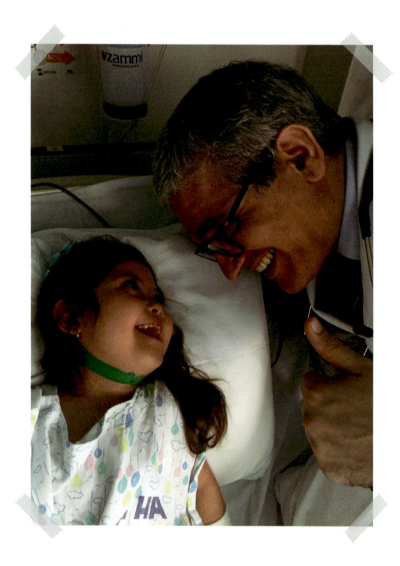

Mirela Miranda Nobre

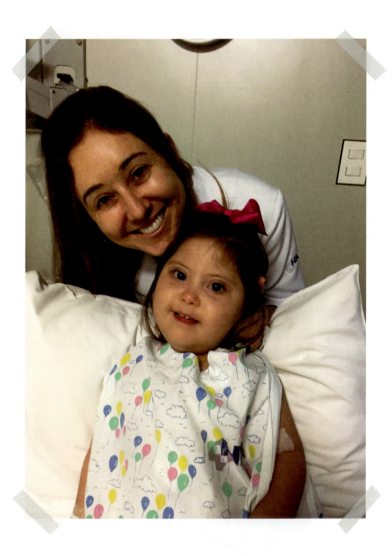

Laços de Mel

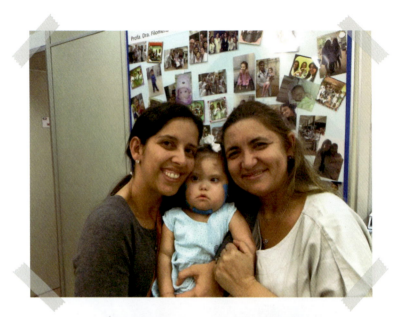

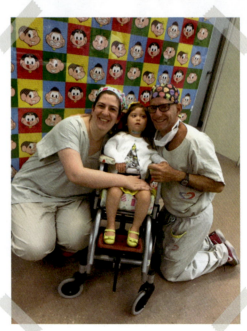

Mirela Miranda Nobre

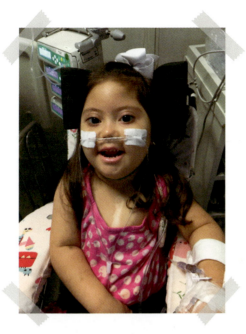

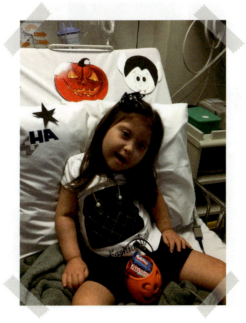

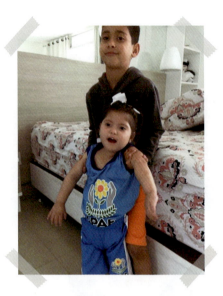

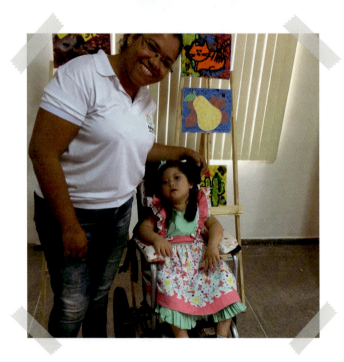

Mirela Miranda Nobre

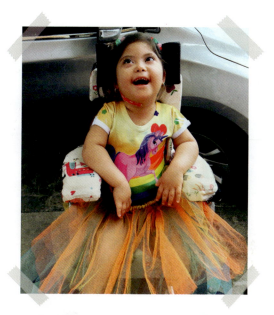

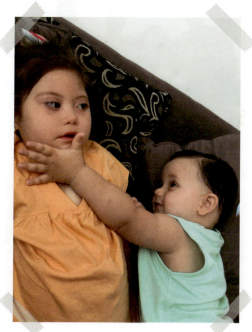

Laços de Mel

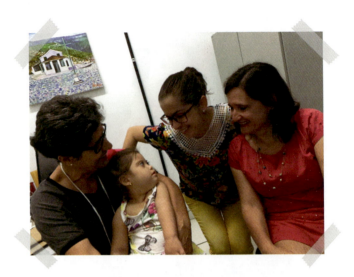

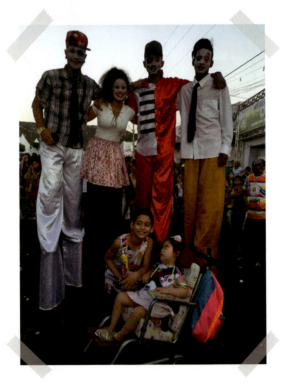

Mirela Miranda Nobre

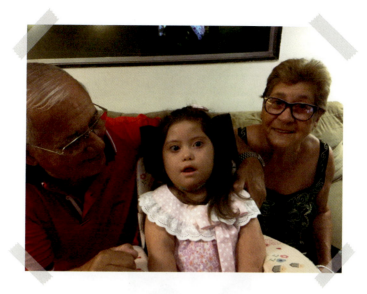

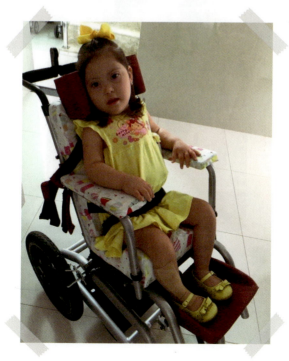

Laços de Mel

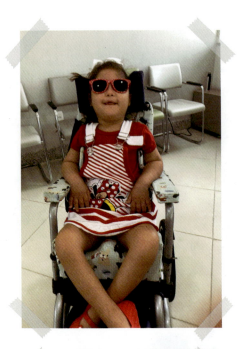

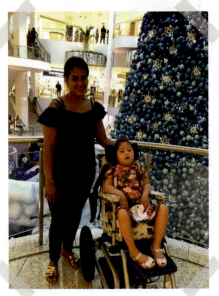

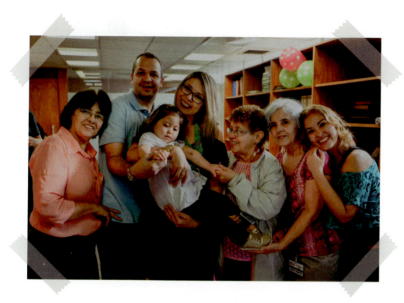

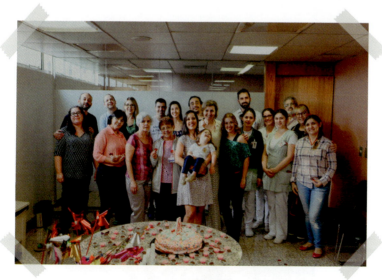

Laços de Mel

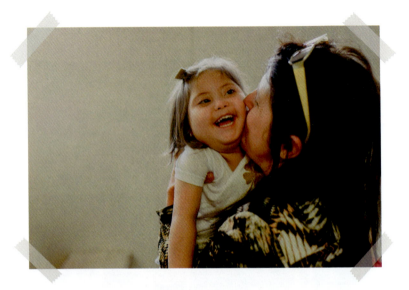

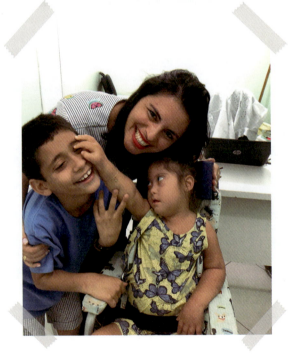

Mirela Miranda Nobre

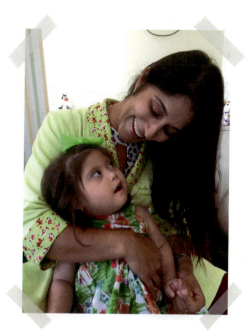

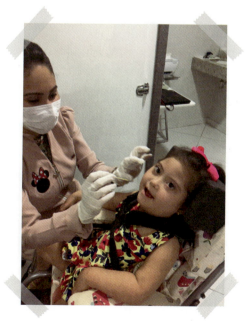

Laços de Mel

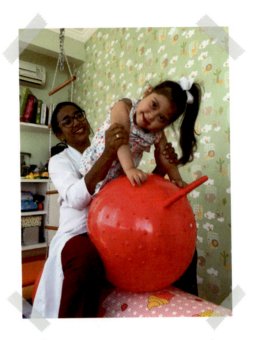

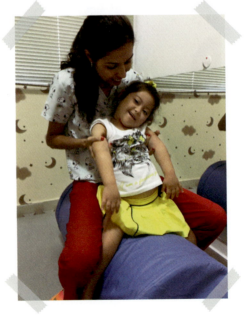

Mirela Miranda Nobre

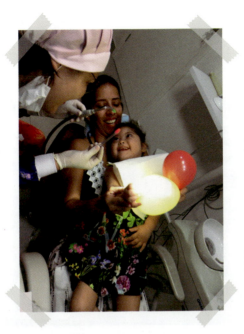

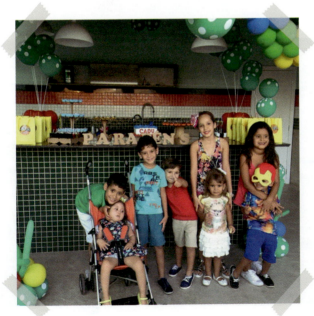

Laços de Mel

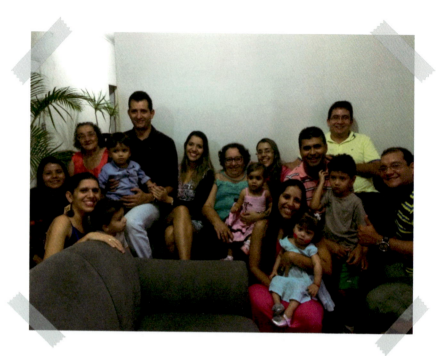

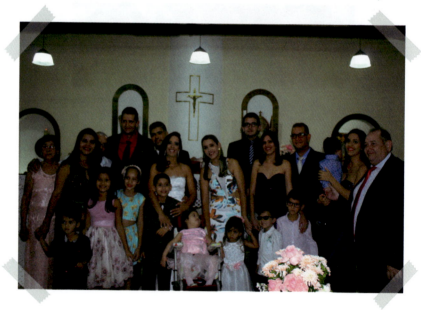

Mirela Miranda Nobre

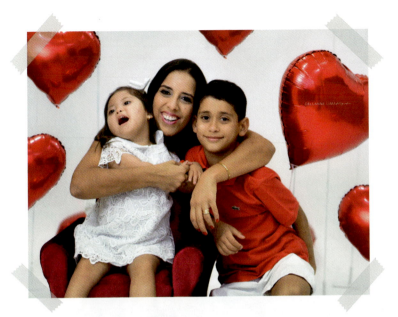

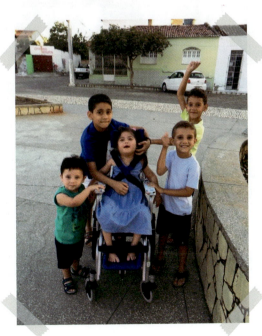

Laços de Mel

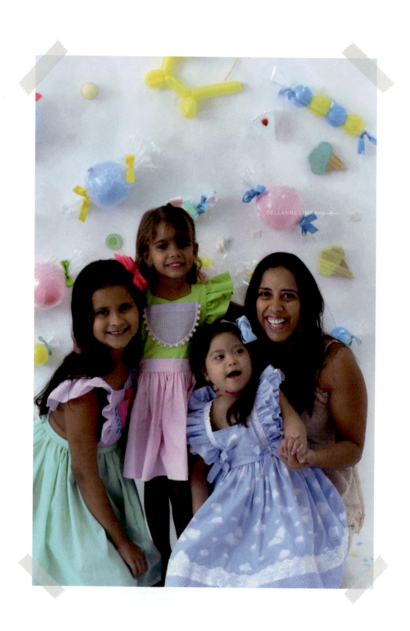

Mirela Miranda Nobre

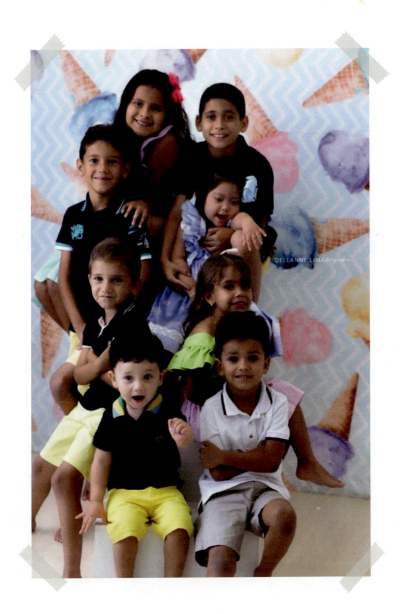

Laços de Mel

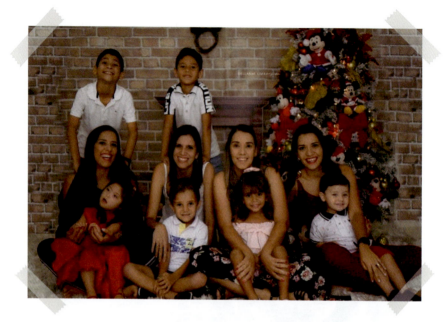

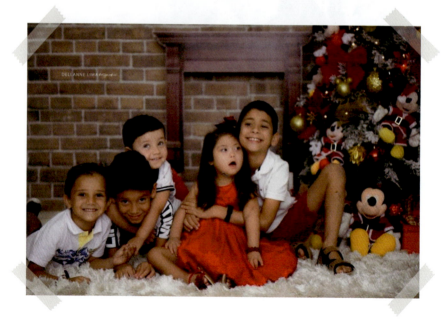

Mirela Miranda Nobre

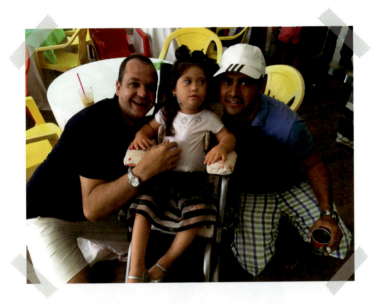

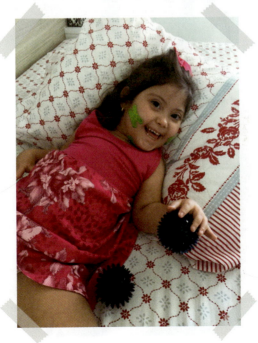

Laços de Mel

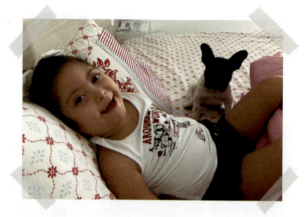

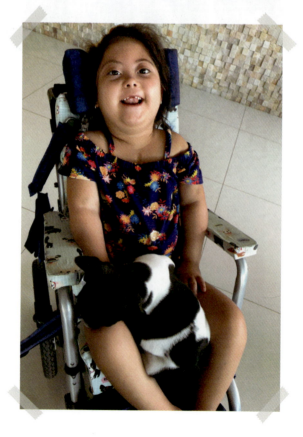

Mirela Miranda Nobre

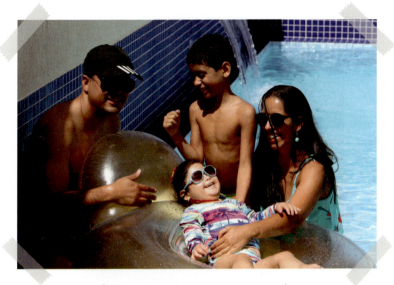

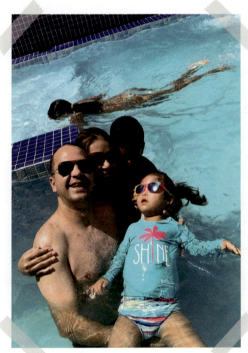

Laços de Mel

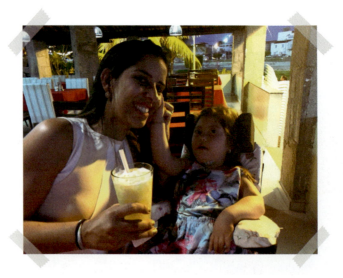

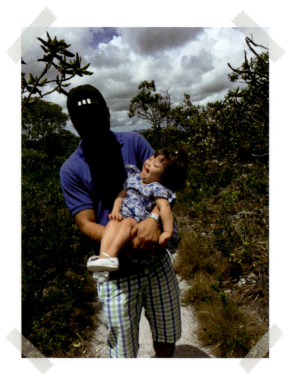

Mirela Miranda Nobre

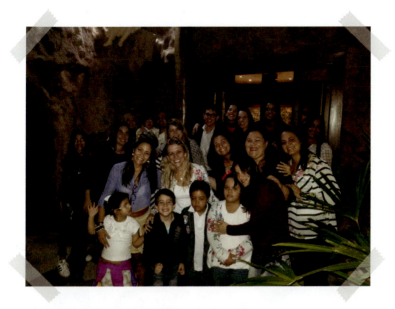

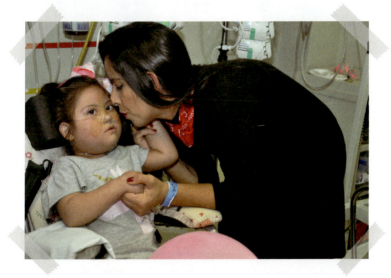

Laços de Mel

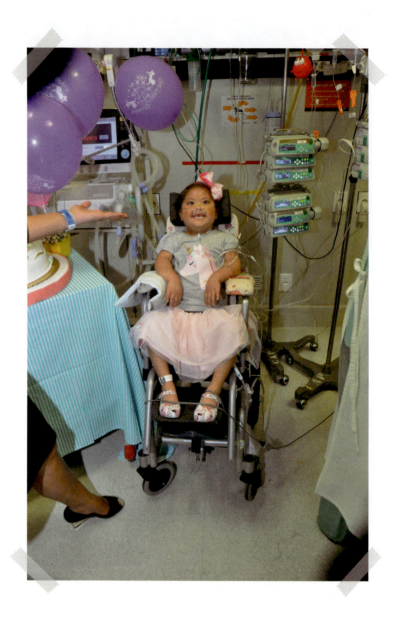

Mirela Miranda Nobre

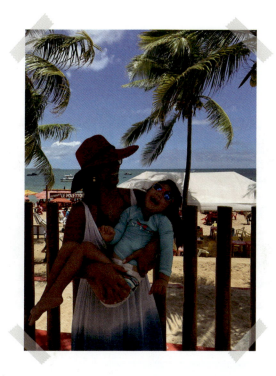

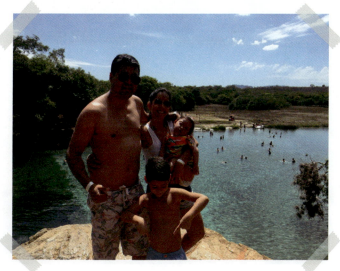

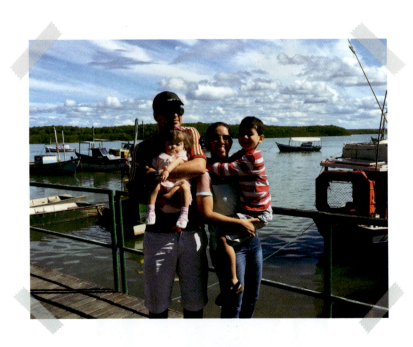

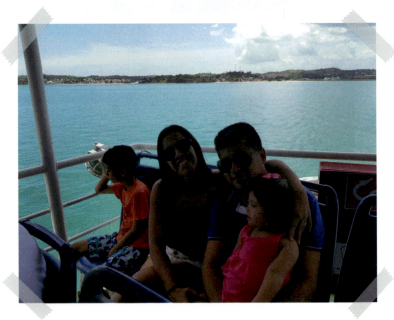

Mirela Miranda Nobre

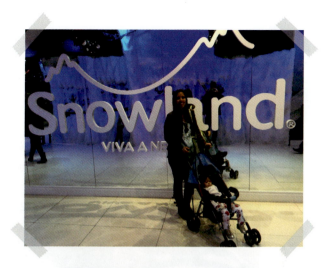

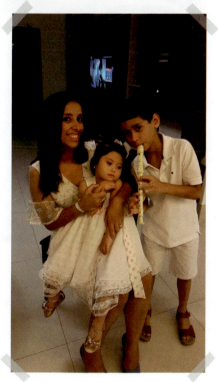

Laços de Mel

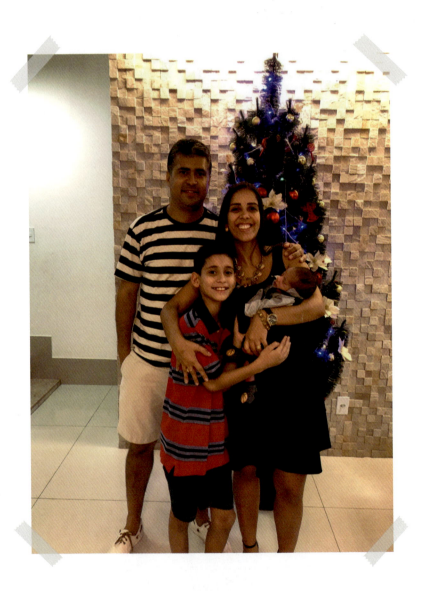

Mirela Miranda Nobre

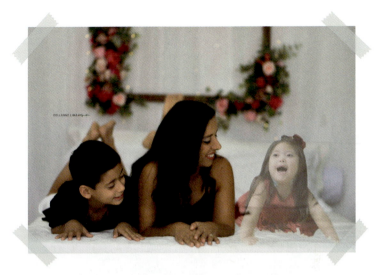

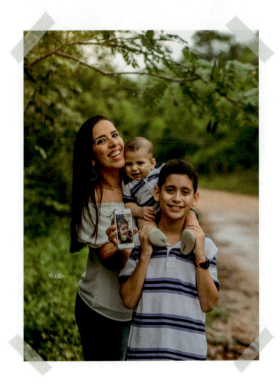

Laços de Mel

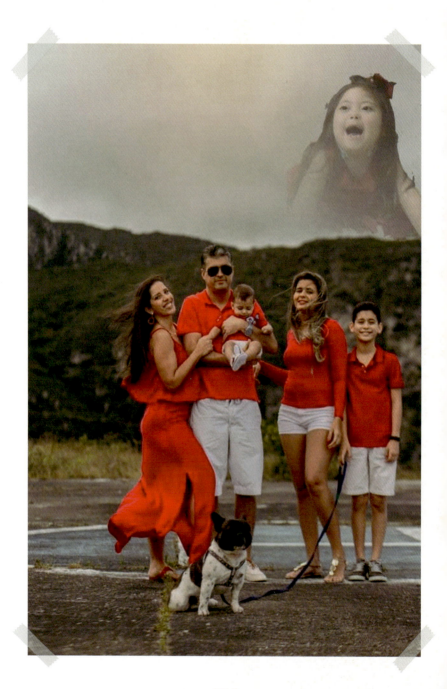

Depoimentos

Depoimentos

Em 14 anos de vida profissional, tive a oportunidade de conhecer muitos casos especiais, dentre eles, um desafiador. Receber uma criança com qualquer síndrome ou necessidade especial não é só um desafio, mas principalmente uma benção, e assim foi conhecer há alguns anos uma linda garota de laços, com semblante puro, singelo, sorriso nobre, olhar doce como seu nome, perfumada como uma flor, linda, linda, linda e com aquela vontade de viver... Compareceu ali acompanhada da sua mamãe, uma jovem, de fala segura, cheia de informações, firme, decidida, determinada, claro, ariana, com um histórico imenso de experiências e dificuldades, e nesse momento elas me conquistaram...

Na minha vida profissional, aquele "BUM" que te faz buscar mais conhecimento, informação, seja qualquer técnica ou manobra que possa ajudar, mesmo que a perspectiva de melhora seja pequenina, mas nós ali trabalhando, persistindo, e com as convivências mais aquele "BUM" na minha vida, que te leva para as reflexões... Mel foi pra mim APRENDIZADO, em todos os sentidos. Como a gente ousa reclamar por qualquer coisa? Ela não deglutia, não falava, não andava, e mesmo assim ela era muito feliz!

Deglutir é um ato que mal pensamos para executar, fazemos tantas vezes ao dia sem nem perceber... E ali na minha frente esteve uma criança que não conseguia... Quanta bobagem a gente fala, e de repente você conhece uma criança que nunca falou, mas expressava suas emoções lindamente no olhar, e mais um grande ensinamento: uma família que lutava dia e noite, em hospitais, em casa, em clínicas, em terapias, rotina puxada... E em minha cabeça a pergunta: como está o coração dessa mãe e dessa criança que te procura? Seu cansaço físico, emocional, o que ela sente? Dor? Solidão? Cansaço? Medo? Enfim... Em meio a um turbilhão de sentimentos... São seres humanos que aparecem na nossa vida pra mudar nossa forma de pensar, de sentir, de agir, trazem dentro deles histórias arrepiantes de força incrível, de como é lutar verdadeiramente por mais um segundo da vida e de cabeça erguida. Elas me permitiram a convivência, amor, carinho, troca, e hoje me deixam na Saudade... Saudade imensa!!! De todos e tantos dias maravilhosos, ficou o sentimento de Gratidão por fazer uma pequena participação nessa história que deu exemplo e orgulho a tanta gente.

Que você esteja num lugar lindo, recebendo nossas orações... Te amo Mel!

Ana Krycia

• •

O dia em que conheci Mel (e Mirela)

Meados de 2013, eu era residente (R1) da Cardiologia Pediátrica no InCor, e tinha a tarefa de atender os "casos novos" no ambulatório. Nesse dia, conheci Mel e Mirela (as duas eram uma só, sempre juntas): eu começando a residência e elas chegando no InCor. Mal sabíamos da jornada que teríamos.

Desde o primeiro contato, percebi o quanto Mirela é uma mãe dedicada: além de Mel estar toda enfeitada, uma boneca, como sempre, Mirela já havia estudado sobre a síndrome genética e a cardiopatia da Mel. Meu segundo contato com a dupla foi na Unidade Semi-Intensiva, onde nós três tivemos dias difíceis. Eu, como todo R1 que se preze, estava cansada, a rotina era exaustiva. Chegava cedinho e, na grande maioria dos dias, me deparava com a dupla já de pé, de banho tomado e sorriso no rosto. Mel teve uma evolução arrastada, não me lembro bem ao certo quanto tempo de internação, mas lembro dos altos e baixos. Lembro-me da minha angústia, ainda insegura no cuidado dos cardiopatas. E me lembro, principalmente, do quanto Mirela era incansável, otimista e feliz. E o quanto ela contagiava a todos na unidade com boas energias (sem contar os mimos... era a primeira a organizar uma festinha, providenciar lembrancinhas).

A terceira vez que minha vida cruzou com a de Mel e Mirela foi a mais difícil, no entanto a que mais nos aproximou. Final de Dezembro de 2014 e Janeiro de 2015, REC 1. Mel já havia sido operada e reoperada, já tinha marca-passo e, mais uma vez, estava muito grave. Sedação, ventilação mecânica, inúmeros remédios para ajudar o coração, diálise, transfusão. Mel chegou a ser a paciente mais grave da sala. Eu revisava tudo várias vezes ao dia, me preocupava muito, mas, no fundo, sabia que tudo terminaria bem. Era isso que Mirela me passava: paz e confiança. Mesmo nos dias mais difíceis, Mirela conversava com Mel, lavava seu cabelo e a penteava, orava. E diversas vezes eu saía escondida para chorar. Como eu podia estar tão fraca na frente de uma família tão forte? Outras vezes, chorávamos juntas. Meu estágio se aproximava do fim, e era o último da residência. Mas fui em paz, Mel estava melhor e em seguida voltaria para casa.

Mel teve alta, voltou para Jacobina, sempre mantivemos contato pelas redes sociais, mas só nos reencontramos pessoalmente em abril de 2017, no InCor. Dessa vez, Mel havia ido para fazer exames ambulatorialmente, então foi nosso encontro mais leve. Eu me admirei com seu tamanho e desenvolvimento, encontrei uma mocinha risonha e feliz, como sua mãe. Sem falar no lindo casaquinho branco e um laço rosa no cabelo, uma verdadeira boneca.

A última internação de Mel, que foi em Salvador, acompanhei à distância. Mais uma vez, estava muito grave, mas eu estava só esperando a foto do dia da alta. Afinal, já havia passado por situações difíceis e tido alta. Dessa vez, foi diferente. A notícia de sua partida me pegou de surpresa. Eu estava indo para o hospital, em Porto Alegre, mas tive que parar no meio do caminho. Que sábado cinza que estava por aqui. Sentei no banco de uma praça que fica perto do hospital em que trabalho. E, como se não fosse para eu chorar sozinha, começou a chover.

Não tenho dúvidas de que, com essa dupla, recebi mais do que dei. Aprendi mais do que ensinei.

Mel, uma criança tranquila e feliz. Mel me ensinou a nunca desistir. Mesmo que as coisas não saíssem como o esperado. Mesmo que os dias ruins insistissem em se repetir. Mirela, que pessoa de luz! Ela me ensinou tanta, mas tanta coisa, que nem saberia por onde começar! Sou eternamente grata por ter essa dupla na minha vida.

Luisa Pigatto Kalil

....

Que tarefa difícil, falar de Mel em apenas um texto.

Melissa foi muito planejada e desejada pelos seus pais, sempre acompanhei tudo de perto porque sou muito unida com Mi e com Bliu também. A descoberta da gravidez de Mirela foi uma alegria enorme, bem como a notícia que seria uma menina. Mi dizia que seria morena, dos cabelos pretos, linda como o pai. Tudo ia muito bem até o resultado do eco fetal e posteriormente o diagnóstico de Síndrome de Down. Lembro como se fosse hoje, Mi me ligou chorando para contar, e eu disse a ela: "Calma, não se desespere, ela terá uma vida normal, o Down se desenvolve muito bem, ela irá estudar, casar, se divertir, fazer tudo". "Conta comigo que estou contigo, Mel já é amada por todos nós, vocês nunca estarão sozinhas."

Mel nasceu linda, uma boneca e aí começou a sua luta pela vida e eu sempre por perto. Fui agraciada com a notícia de que seria a Dinda de Mel também, porque já sou a Dinda de Cadu. O tempo passava e eu percebia que Mel não apresentava o desenvolvimento que deveria ter, e comentava com Mi que achava estranho porque já era para Mel estar fazendo várias coisas que ainda não fazia. Bem tardiamente veio o diagnóstico de

PC, aí sim tudo começava a se encaixar e fazer sentido. Mas isso não mudava absolutamente nada para nós que amávamos Mel.

Durante os quase seis anos de vida de Mel, ela passou por inúmeras cirurgias, internações, provações, dificuldades, mas ela nunca desistiu, desconheço nesse mundo um ser humano que lutou mais pela vida que Melissa, como ela era forte, guerreira, e como ela conseguia passar por tudo isso sorrindo. Realmente Mel era um anjo!!!!

Eu era Tia, Madrinha e Fono de Mel. O mais difícil era ser sua Fono, porque me cortava o coração todas as vezes que iniciávamos uma sessão e ela chorava. Me doía demais não corresponder às expectativas de Mi enquanto Mãe e falar pra ela que não tinha uma previsão de quando Mel iria comer e falar. Eu sabia que era o sonho dela ver Mel se alimentando pela boca e falando mamãe. Isso me deixava muito mal, sofria por dentro. Deixei de atender Melzinha por diversas vezes, encaminhei para que outras colegas pudessem atender, mas no final eu voltava e acabava sendo sua Fono novamente. Deus sabe que fiz tudo que estava ao meu alcance enquanto profissional e Tia!!!

Fui pra São Paulo só pra batizar Melzinha, fui ao Hospital em Salvador algumas vezes só para visitá-la e dar um beijo, dizer o quanto eu a amava, e ela sorria muitas vezes pra mim.

Mel foi morar no céu e deixou um vazio e uma saudade enorme aqui na Terra. Ela nos ensinou tanto o valor de pequenas coisas, pequenos gestos e, principalmente, o amor pela vida. Ela será eterna em nossos corações, ela fez com que nós nos tornássemos seres humanos melhores e deixou um lindo legado que Mi com certeza levará adiante.

E, por fim, quero registrar aqui todo meu amor e admiração por Mirela, essa mulher forte que lutou bravamente para que Mel tivesse tudo de melhor na vida. Mi, tenho orgulho de você, de ser sua irmã. Você merece um prêmio, sou sua fã!!!

Mel me perdoe se em algum momento eu falhei com você minha Bu, mas saiba que sempre dei o meu melhor. Te amarei pra sempre!!

Um beijo de sua Dinda,

Samara

· ·

Mel, minha princesa guerreira

Gratidão por ter conhecido uma das histórias mais lindas, onde meu coração se aprofundou no olhar mais puro e encantador de uma doce menina. Seu sorriso uma canção de fé, de esperança, de força de amor. Seu fôlego pela vida atraía os céus para perto, superação era sua marca diária, quando a pegava no colo me sentia acolhida pelo seu coração, que tamanha essência de vida! Quanta inspiração! Que tamanha garra! Que nobre a sua valentia! Essa menina sacudiu e abalou as nossas emoções e nos marcou pra sempre com a sua vida.

Era novembro de 2016 quando tive a honra de conhecer Melissa Miranda Nobre, ela foi encaminhada por Dra. Alanda para que os atendimentos de Terapia Ocupacional dessem continuidade na Clinfisio. Muito obrigada, Alanda por me confiar seus pacientes, você foi a primeira T.O. dessa mocinha e a me descreveu com tanto amor e carinho.

A chegada de Mel na clínica sempre era uma festa e alegrava todo o ambiente, sendo possível ouvir da sala de atendimento que fica no primeiro andar. A mamãe Mirela fazia questão de que Mel cumprimentasse todo mundo a sua volta e essa mocinha chegou até mim uma princesa toda, de laço com a roupinha combinando.

Comecei a avaliar e ouvir a história de tudo o que ela tinha vivido, sua mamãe um furacão de informações descrevia detalhadamente e eu confesso que não dei conta para resumir o extenso histórico médico. Ao colocar Mel no colo, eu pude sentir ela me contando sobre como estava sua estrutura óssea, muscular, cognitiva e emocional frente a tudo o que ela havia passado. Sua força pela vida, extremamente absurda, nos motivava a ir sempre além, nas facilitações de estímulos motores, ela dava pequenos sinais de respostas que me apresentaram muitas possibilidades de se divertir e evoluir. Os brinquedos coloridos com luzes e músicas atraíam o olhar e a alegria, começamos a descobrir o que ela queria fazer e eu sempre buscava ouvir essa mocinha.

Mirela sempre me convidava para conhecer a sua casa, e um dia ela foi me buscar na clínica para me apresentar a brinquedoteca, o quarto de Mel, a piscina que estava sendo construída pensando na princesa... Melissa Mirela, para mim assim eram as duas com uma só, foram me trazendo para perto de suas vidas, para dentro do seu lar. Foi então que as terapias começaram também a serem feitas em casa, Mel me esperava chegar da clínica às 19:00 horas ou acordava cedinho para poder estar comigo na brinquedoteca, muitas vezes de pijaminha, sempre esperta e nos divertíamos muito.

A terapia era a seis mãos, Mirela dava muito suporte e estímulos que empoderavam muito a evolução de Melzinha, me recordo do dia em que levamos Mel para a esteira, não fazíamos teste de esforço com ela, mas queríamos ver que resposta de marcha ela poderia nos dar e Mirela, como boa pilateira, sustentou o peso de Mel enquanto eu estimulava nas passadas (flexão e extensão). Mel incrivelmente nos informou que poderia realizar a tomada do peso do seu corpo por poucos segundos e que estava entendendo essa nova postura. Era gratificante e emocionante ver essa princesa brilhando na terapia, ela é uma estrela e sempre será!

A mamãe Mirela, a melhor fotógrafa de terapia, parecia uma metralhadora com seu celular, empoderava Mel a cada segundo e cada conquista era celebrada com tamanha gratidão. Lembro quando Mel pela primeira vez sustentou a cabeça por mais tempo na posição de gateio com ajuda ao olhar para o xilofone, enquanto sua mãe cantava a música borboletinha, nossa, era gratificante cada instante ao lado dela. Os atrasos neuropsicomotores eram um desafio, mas essa mocinha enfrentava com cada sorriso, quando estava cansada fazia bico e sempre amava as sessões sensoriais ou quando usávamos a bola suíça, ela pinotava e dava tantas risadas.

Melissa e Mirela me trouxeram para dentro do coração delas, foram me convidando insistentemente para ficar em sua casa toda segunda e era uma ofensa tamanha quando eu dormia no hotel. Eu, sempre envergonhada, não queria incomodar, mas como os laços de alma eram fortes, recebi essa união de coração. Miii reservou um quarto para mim em sua casa e eu tive a honra de estar mais pertinho de Mel e Tia Tássia limpou bumbum, colocou Mel para dormir... Ahh... Quantas saudades do meu narizinho de picolé! Essa menina me encantava e eu pedia a ela para não aprontar com a gente, para largar de besteira e sair logo do hospital, mas ela aprontava com todo mundo.

Em seus internamentos, minha alma chorava e orava intensamente, queria estar todos os finais de semana em Salvador. Parecia que minha semana não era a mesma se eu não estivesse com elas, Melissa e Mirela são pérolas do meu coração.

Essa princesa dava aula de como reverter quadros clínicos, de como enfrentar cada obstáculo que lhe aparecia. Mas o que Melissa mais me ensinou foi além das sessões de Terapia, foi além do que eu presenciei na UTI, a sua força indescritível pela vida me inspirou muito a ter mais fé, me abriu os olhos para ver Deus tão perto quando as situações que ela estava passando eram extremamente difíceis.

Mel superou todas as nossas expectativas, sua força foi além da sua própria vida, ela nos ensinou a crer contra toda a impossibilidade humana, nos revelou ser um milagre de Deus o autor da vida.

Para Mel e Mirela nunca foi sofrimento e sim crescimento, diante de cada internamento uma vitória, mas no último ela cresceu em direção aos céus e está nos ensinando, em sua ausência física, que podemos continuar crescendo e crendo em Deus, que mesmo com lágrimas nos olhos, mas sorrindo, que a nossa vida tem um sentido maior do que a nossa própria existência.

Não foi nada fácil te dizer até breve em meus braços, como eu queria te acordar, eu não queria acreditar, parecia um pesadelo, uma dor absurda... Mas eu senti Deus te segurando no colo, te amando, Deus nos enviou você e nos ensinou através de você a viver intensamente com alegria e gratidão, que tudo aqui é passageiro e que vivemos para a eternidade.

Ver Mirela se despedaçando cortava meu coração, era um partir na alma, minhas mãos não davam conta para segurar suas lágrimas, mas lindamente Miii entregou seu precioso presente a Deus, sempre confiou em Deus e sempre foi grata por tudo. Seu pai soluçava de chorar ao lado, foi o até breve mais lindo que já presenciei, aquela UTI se transformou em um rio de lágrimas de amor e gratidão a Deus e a você por sua vida. Mel sempre viva em nossos corações, trouxe pureza, singeleza, uma beleza ímpar.

Obrigada minha princesa Melissa por nos ensinar a sermos gratos pela vida e a buscá-la viver intensamente espalhando alegria e amor a todos a sua volta. Obrigada Mii por ser um exemplo de mãe leoa e por compartilhar conosco a sua história, obrigada por ser sua irmã amiga de alma.

Beijos no coração e eternamente gratidão!

Tia Tássia Moreira

Abaixo, um texto que fiz para você minha princesa.

Diário de uma princesa (27/12/2018)

Os laços trazem o lindo colorido aos meus cabelos;
As rendas ou os bordados em meus vestidos são delicados, mas é para que se balancem ao ar quando você me rodopiar;
Minhas mãos tão pequenas, mas uma força interior para lutar;
Meus olhos brilhantes e tão penetrantes revelam minha alma que a ti deseja tocar;
Minha cabecinha se levanta em direção ao som do assoviar do papai que vem ao chegar;
Meu sorriso espalha o amor que a mamãe me dá e ela está sempre por perto a me alegrar;
Sou regada com a doçura do meu irmão que me beija sem parar;
Quando você me segura no colo, sussurro paz, tranquilidade e amor com meu "Arrrrr...".
Mas se você não estiver bem, eu fico triste, minha carinha faz biquinho, mas se você me sacudir, vou te fazer sorrir;
Amo beijinhos no nariz e meu desejo sempre é te fazer feliz;
Que Papai do Céu cuide de todos vocês, pois sou muito grata porque Ele também cuida de mim!
Para todos vocês que são príncipes e princesas do Papai do Céu, que sejamos gratos por cada detalhe do nosso dia a dia, por que tudo o que somos e temos vem de Deus, Ele é a fonte do amor.

Agora, um texto para sua mamãe:

Mirela – Uma leoa com o rugido embargado pelas lágrimas

Minha grande amiga Mi, uma mãe de paciente, que se transformou em minha irmã de alma. Uma inspiração de luta pela vida, um amor extravagante e contagiante em fazer o bem a todos que a cercam, um coração transbordante de compaixão e perseverança. Sua força é indescritível, sua fé em Deus é inabalável, você humildemente se inclina e entrega o seu maior tesouro nas mãos do Pai Eterno e agradece, por Ele ter permitido a você dar o seu melhor pela Linda Princesa MEL.

Sua marca de vida é sempre fazer festa em todo lugar em que você está, te ouvi dizendo que Mel foi fazer festa no céu junto do avô e de sua bisa e que você queria tanto participar, mas não lhe convidaram, mas em breve minha amiga a encontraremos na eternidade. E com quem essa mocinha aprendeu a fazer festa hein? Quem foi que ensinou ela a dar tanta risada, até te deu um dentinho por tanto sorrir?

Ah minha amiga, Tudo aqui é passageiro e vivemos para a eternidade e você é um exemplo de gratidão por tudo, até pelas últimas batidas do coração que você pode ouvir abraçada com ela, Despediu-se Nobremente. Quanto amor e tamanha delicadeza e doçura que cercam você e Cristiano! Como eu disse, Deus escolheu vocês para algo muito Nobre e excelente, não é coincidência o sobrenome, é o selo dos céus escrevendo uma linda história.

Mi, você é uma leoa que se encontra embargada pelas lágrimas, hoje o rugido é doído, às vezes sufocado, mas você pode ecoar e gritar a dor de entregar aos céus a princesa Mel. O som da alma precisa ser ouvido e Deus te ampara, Ele sempre está contigo e te avisou sobre tudo e Ele está te segurando no colo.

Amiga, cada lágrima é colhida pelas mãos de Deus e o Pai sempre nos presenteia com a presença DELE em nossas vidas, nos mimando e acariciando o nosso coração que está doído, você se lembra do passarinho que veio nos visitar no domingo? Nos mínimos detalhes, Deus se faz presente e oro para que o Pai te toque todos os dias, você é especial! Que o amado Espírito Santo esteja sempre do teu lado te consolando!

Um abraço apertado amiga, eu sei que você vai ficar bem, não estou me despedindo não viu, antes que você venha me brigar, só quero te dizer: estou aqui para o que você precisar!

Muito grata a Deus sempre por tudo! Bjus amiga mais maluca de todas que eu tenho e que amo muito!

Nossas vidas estavam traçadas

No dia 10 de julho de 2013, tinha uma avaliação para fazer de uma bebê linda com Síndrome de Down, não sabia eu que ali não seria uma mera avaliação, a partir dali surgiu uma bela amizade minha com Mirela, de nossos maridos e de toda a nossa família, nesse dia percebi que a mãe de Mel era uma mulher determinada, falante, amorosa e com tantas palavras técnicas que imaginei que fosse da área de saúde também, mas não era. Ali, eu começava a conhecer um pouco de Mirela e da história de Mel, mas sem imaginar a Leoa que existia dentro de Mirela, mulher guerreira e de atitude, talvez isso que tenha deixado Mel chegar a quase seis anos de vida, por ter sua mãe ali presente, lutando com todas as suas garras para oferecer o que de melhor existia para Mel. E o que falar de Mel? Mel era uma menina encantadora que não falava, não andava, não sentava, mas que com o seu olhar e com o sorriso mais lindo do mundo expressava muita coisa, para quem a conhecia e convivia diariamente com ela como eu, aquele olhar e aquele sorriso expressavam sim muita coisa. Cada conquista de Mel era muito para nós, lembro-me com muita alegria de quando ela pela primeira vez segurou a bola, e quando conseguiu levar a bola à boca, poucas vezes, mas conseguiu, quando conseguíamos colocá-la em decúbito ventral e ela levantava a cabecinha, quando conseguíamos colocá-la sentada sozinha, mesmo que por poucos segundos, quando conseguia ficar de gato e quando a ausculta dela estava ótima e não era preciso aspirar, coisas pequenas, mas que nos deixavam muito felizes. A nossa luta era diária e incansável, mesmo quando ela chegava de dia e às vezes com meses de internamento e todo o trabalho motor perdido, mesmo assim estávamos lá firmes e fortes torcendo para que nossa guerreirinha linda recuperasse novamente todas as nossas pequenas conquistas, e assim foi por quase seis anos. Período de muito aprendizado, conversas e risadas com Mirela. Hoje, estamos sem a nossa pequena, e um vazio imenso na vida de todos nós. Mel estará sempre em nossos corações e orações diárias. Te amo minha pequena.

Beijos eternos,

Tia Arylma

• •

Eu gosto de falar de Melissa, gosto de lembrar da forma como ela estava lá com a gente, muitas vezes fragilizada pelos inúmeros tratamentos, mas sempre mais forte do que muitos de nós, mais sorridente do que muitos de nós e, com certeza, com a pele mais macia do que a de muitos de nós (risos).

No ano em que conheci Mirela e Melissa, havíamos colocado em prática na APAE a triagem feita por dois profissionais da casa. Nesse dia, estávamos eu e outra professora na minha sala de arte educação à espera da família com quem a gente ia conversar, pra conhecer um pouco sobre a história de vida do aluno que a gente ia atender. Nesse modelo de triagem, acreditamos que nos tornamos mais sensíveis à causa do outro, do que simplesmente entregar um formulário à família e aguardar que ela preencha. Aguardávamos a família em duplas, com formulário em mãos porque a gente acreditou que, dessa forma, quem estivesse com a gente se sentiria numa conversa, não numa entrevista, a acolhida seria menos formal, e mais descontraída, sem contar que seria mais fácil conversar e anotar o que era dito.

Na conversa, eu me lembro de que Mirela detalhou com tanta precisão sobre tudo o que Melissa já havia passado com a família até ali, que eu pensei: quanto sofrimento em tão poucos anos de vida, e quanto amor construído nos mesmos anos. Mirela falava das várias idas e vindas a São Paulo, Salvador, dos vários internamentos, e intervenções, mas sempre, a cada conclusão de frase, ela dizia que fez e faria junto a sua família tudo o que fosse preciso pra ver a filha feliz, e que cuidar dela nunca foi um fardo, entre lágrimas nos contou que era difícil e cansativo, mas que o amor nutrido por sua filha e o sorriso que ganhava todos os dias devolviam a ela energia para viver e cuidar de sua família.

Uma das últimas perguntas do formulário questiona a família quais são as expectativas da família com relação a APAE, Mirela nos respondeu que tudo o que mais queria era ver a filha sendo tratada como uma criança que brinca, que ouve histórias, música, que se envolve com outras crianças, que vai ao chão, que dança, que cria. Comecei a visualizar naquele momento várias atividades de artes sendo realizadas por Melissa, alguns materiais nós já tínhamos na APAE adaptados para crianças com sequelas de paralisia cerebral, mas cada corpinho é único, cada mãozinha é única, e eu, junto com a equipe, pensamos em outras adaptações para que Melissa pudesse nos acompanhar nas atividades.

Nossos encontros nas aulas de artes não foram em grande número, mas foram grandes encontros. Melissa participava das aulas com muito entusiasmo: ouvia músicas, dançava com os colegas que empurravam sua cadeira para que ela acompanhasse seus passos, tocavam nela, balançavam objetos próximo dela estabelecendo conversas, sorriam para ela, conversavam e brincavam com Melissa tornando aquele espaço também dela. Melissa respondia as perguntas das histórias que ouvia interagindo comigo e com seus colegas, escolhia cores para utilizar nas atividades, e criou obras lindas junto aos seus colegas. Experimentou pintar com o uso de brinquedos de montar, fazendo desenhos redondos, com rolinhos de fita adesiva, carimbou formatos como nuvens, flores, estrelas, colou tecidos de sua escolha nas obras, pintou com rolinho de espuma...até que um dia Mirela me encontrou ao final de uma aula, eu mostrei uma das atividades que Melissa estava concluindo e ela me perguntou: mas foi Mel que fez? Como ela faz profª Karine? Respondi que nosso corpo fala, principalmente o da pessoa com deficiência, os olhos de Melissa respondiam dirigindo seu olhar às imagens que lhe serviam de resposta, piscavam afirmando ou negando o que desejava usar, e seu sorriso ou não sorriso nos contavam se aquela atividade lhe causava alegrias, ou não. Enquanto eu comentava sobre as ferramentas e o modo de usar, Melissa sorria pra mãe como quem dizia: sim mãe, eu fiz e que bom que você gostou!

    Melissa criou suas obras de arte até o dia em que foi internada e não retornou mais às aulas. Seu corpo deixou de falar com a gente, mas os aprendizados ao seu lado jamais serão esquecidos. Com ela, aprendi mais sobre paralisia cerebral, aprendi novas formas de dar aulas, novas ferramentas pra oferecer aos demais alunos que recebo na APAE.

Muitas estratégias foram criadas para ela e, essas mesmas oportunidades que Melissa teve, hoje são acessíveis aos que virão, com as mesmas necessidades que ela. Cada aluno em especial nos ensina lições essenciais a quem lida com crianças que querem apenas o direito de ser crianças. Com Mel eu aprendi novos olhares sobre a vida.

Foi um prazer conhecer "Mel", a menina mais macia do mundo, agradeço a sua família a confiança e respeito pelo nosso trabalho, assim como agradeço pelas doações de alguns pertences de Melissa que hoje estão na APAE auxiliando nosso trabalho com outras crianças. Sua passagem terrena foi especial, e no mundo espiritual não deve ser diferente.

À Mirela, obrigada pelo carinho, atenção, e espaço de escrita.

À Melissa, obrigada pela oportunidade de tantas mudanças em minha vida.

Um beijo carinhoso da sua prof[a],

Karine

Para aqueles que desejarem saber um pouco mais sobre nossa história, detalhes da alimentação de Mel e de como vivi meu luto mês a mês, além de apreciar as mais belas fotos cheias de amor, olhem nossos perfis nas redes sociais.

Instagram: @mirelamirandanobre
Facebook: Melissa Miranda Nobre
Blog: melissamirandanobre.blogspot.com ou basta digitar no Google.com MÃE DE MEL